# सरल होमियोपैथिक इलाज



डॉ० युद्धवीर सिंह

आनंद पेपरबैक्स
दिल्ली • बम्बई

ISBN 81-222-0090-7

**संस्करण** 1993

*सरल होम्योपैथिक इलाज*



आनंद पेपरबैक्स
मदरसा रोड़, कश्मीरी गेट, दिल्ली-110 006
द्वारा प्रकाशित

कोणार्क प्रेस, दिल्ली-110 006 द्वारा मुद्रित

**कवर मुद्रण** : रविन्द्र प्रिंटिंग प्रेस, दिल्ली-110 006

**Saral Homeopathic Ilaj**
by Dr. Yudhvir Singh

# निवेदन

भारत में तथा पश्चिम के अनेक देशों में बहुत-से भाई-बहन ऐसे हैं ो होमियोपैथिक दवाओं से अपने परिवार एवं पड़ोसियों के साधारण ोगों का इलाज खुद ही कर लेते हैं। इस प्रकार वे रोग बढ़ने से पहले, ुरू में ही ठीक हो जाते हैं और रोग बढ़ने पर जो परेशानी और खर्चा ोता है उससे सहज ही बचाव हो जाता है।

सभी भाषाओं में इस प्रकार की पुस्तकें इसी बात को ध्यान में रख- र लिखी गई हैं कि इनकी सहायता से साधारण गृहस्थ साधारण रोगों ा थोड़े खर्चे में ही इलाज कर लें। मुझे होमियोपैथिक चिकित्सा करते े पचास वर्ष हो चुके हैं। मेरे होमियोपैथी-प्रेमी कई मित्रों ने अनेक बार ुझसे आग्रह किया कि मैं अपने दीर्घकालीन अनुभव के आधार पर एक ैसी ही पुस्तक सरल हिन्दी में लिखूं। मैंने इस अनुरोध को स्वीकार तो र लिया मगर मैं चिर-काल तक लिख न सका। कोई 5-6 वर्ष हुए, मैंने ा पुस्तक को लिखना शुरू किया, मगर पूरी न कर सका। लेकिन ़खता ही रहा। मुझे खुशी है कि आज 'बुद्ध-पूर्णिमा' सं० 2024 के ़भ दिवस पर मैं इस पुस्तक को पूर्ण करके यह निवेदन लिख रहा हूं।

मैंने जानबूझ कर उन रोगों पर अधिक या बिलकुल ही नहीं लिखा है, ़नकी चिकित्सा डाक्टर या वैद्य को ही करनी चाहिए। लेकिन साधारण ़र्दी, जुकाम, बुखार, दस्त, पेचिश, खांसी, नज़ला, दर्द, अजीर्ण आदि- ़दि अनेक ऐसे रोग हैं जिनका इलाज आरम्भ में ही आप इस पुस्तक सहायता से सफलतापूर्वक कर के व्यर्थ की परेशानी और खर्च से बच ़कते हैं।

यूं तो होमियोपैथिक **दवाएं हज़ारों हैं, मगर लगभग 100 दवाओं का एक बक्स साधारण घरेलू चिकित्सा के लिए काफी है। ऐसे बक्स 30-40** रुपये में मिल जाते हैं।

**रोगों का वर्णन करने से पहले आगे के 17 से 28 तक के पृष्ठों में होमियोपैथी और उसके सिद्धान्तों के सम्बन्ध में जानने योग्य कुछ ज़रूरी बातें लिखी गई हैं। साथ ही दवा देने सम्बन्धी कुछ नियमों का भी संक्षिप्त विवरण है। पाठकों से अनुरोध है कि इन पृष्ठों का ध्यानपूर्वक मनन अवश्य ही कर लें।**

इस पुस्तक को शीघ्र ही सम्पूर्ण करके पाठकों तक पहुंचाने में मेरे मित्र राजपाल एण्ड सन्ज़ के संचालक—श्री विश्वनाथ जी का बड़ा हाथ है। पिछले दो-तीन सालों से वे बराबर तकाज़ा करते रहे कि वे स्वयं इसे शीघ्र प्रकाशित कर देंगे। उनके इस अनुरोध को बराबर टालना कठिन था। मैं उनकी इस प्रेरणा और इसे प्रकाशित करने की ज़िम्मेदारी लेने के लिए उनका बहुत ही कृतज्ञ हूं। मेरी कामना है कि यह पुस्तक अपने उद्देश्य में सफल होकर अनेक गृहस्थों को अनावश्यक कष्ट व व्यय से बचाए।

**—युद्धवीर सिं**

# अनुक्रम

8. **पेट अथवा पाचन-संस्थान के रोग** 88-105

**पेट का दर्द :** नाभि के **चारों** ओर **तेज़ दर्द** 88—कब्ज़ियत के साथ दर्द; पेट में **अफारा और मरोड़**; पतले दस्त; तली चीज़ें खाने से दर्द; पित्त की **कै और मरोड़** लेकर दर्द 89

**अजीर्ण** : कई दफा पाखाना जाना; बहुत बैठे रहने वाले लोगों के लिए; आइसक्रीम, आलू और मैंदे **की चीज़ें** खाने से अजीर्ण; कब्ज; **बवासीर**; पुराना अजीर्ण; खाने के तुरन्त बाद पेट में दर्द; **नीचे की ओर से** वायु निकलना; ऊपर की ओर से वायु **का** निकलना; चर्मरोग दब जाने से अजीर्ण रोग; **खाने** के तुरन्त बाद पेट-दर्द घट जाए, पर थोड़ी देर में **फिर बढ़ जाए**; पेट में कीड़े, खट्टी उलटियां; भूख **बहुत** लगे मगर अजीर्ण; ज़्यादा बियर पीने से अजीर्ण; भूख बिलकुल बंद हो जाने पर 89-91 **कब्ज़ एक बार** में पाखाना साफ न हो; हाजत न हो; अंतड़ियों में **बेहद** खुश्की; अंतड़ियां काम करना छोड़ दें; हाजत हो पर मुश्किल से पाखाना हो 92—**दस्त** पतले दस्त; रंग-बिरंगे दस्त; पानी जैसे पतले दस्त; हाजत न रोक सकना 93—चावल के **धोवन की तरह दस्त**; पीले पानी-सा दस्त; हरे रंग के पानी की तरह दस्त; कभी दस्त; कभी कब्ज़; खड़िया के रंग का मल; दांत निकलते समय दस्त; पुराने दस्त 93—**पेचिश, आंव, खून के** दस्त 94—**हैजा या कालरा 94**; दस्त की अपेक्षा कै अधिक; सफेद चावल के धोवन-से दस्त; भूरे, काले हरे दस्त; उंगलियों का अकड़कर पीछे झुक जाना; गरिष्ठ भोजन; पानी पीते **ही कै हो जाना** 94; **उल्टी या कै**; खट्टापन (अम्ल

# 1. होमियोपैथी है क्या ?

होमियोपैथी का नाम तो बहुत लोग सुन चुके हैं, पर पढ़े-लिखे लोगों में अभी भी इसके सम्बन्ध में काफी भ्रम है। यों तो यह कहा जाता है कि प्राचीन आयुर्वेदोक्त विपरीत अर्थकारी चिकित्सा होमियोपैथी ही है। मगर वर्तमान होमियोपैथी के आविष्कर्ता डा० क्रिश्चियन सेम्यूएल हैनीमैन थे, जिनका जन्म 10 अप्रैल, 1755 को और मृत्यु सन् 1843 में हुई।

आप जर्मनी में सैक्सन राज्य के माइसैन नगर में एक मिट्टी के बर्तन रंगनेवाले गरीब आदमी के घर में पैदा हुए थे। बड़े कष्ट से इन्होंने विद्या-ध्ययन किया और अपनी बुद्धि और प्रतिभा के कारण कई भाषाओं का ज्ञान प्राप्त किया। 24 वर्ष की छोटी उम्र में ही इन्होंने चिकित्साशास्त्र में एम० डी० की उपाधि प्राप्त कर ली और ड्रैसडन अस्पताल में सिविल सर्जन नियुक्त हो गए। कुछ दिनों के बाद इन्होंने लिपज़िग नगर में प्रैक्टिस शुरू कर दी, मगर वे तत्कालीन चिकित्सा-प्रणाली से सन्तुष्ट नहीं थे। 1790 में एक अंग्रेज़ी मेटेरिया मेडिका का जर्मन भाषा में अनुवाद करते समय 'सिनकोना', जिससे कुनैन बनती है, नाम की दवा के वर्णन में उसके बुखार हटाने के जो गुण लिखे हुए थे; उनसे वे सन्तुष्ट न हुए, क्योंकि उसमें लिखा था कि अधिक मात्रा में यह दवा लेने पर बुखार हो जाता है। अनायास ही उन्हें ख्याल आया कि शायद सिनकोना जाड़ा-बुखार को इसीलिए अच्छा करती है कि वह स्वस्थ शरीर में जाड़ा-बुखार पैदा करती है। यह ख्याल आते ही उन्होंने स्वयं सिनकोना खाया

और उन्हें सचमुच मलेरिया जैसा बुखार हो गया। बस, यहीं से होमियोपैथी की जड़ जमी और उनके दिमाग में यह बात आयी कि दूसरी दवाओं में भी शायद ऐसा ही हो कि जिस रोग को वह दूर करती हैं, अधिक मात्रा में खाने से उसी रोग को वह पैदा भी करती हैं। उन्होंने लगातार 6 वर्षों तक इसकी खोज की और अनेक ज़हरीली दवाएं खुद खाकर यह सिद्धान्त निश्चित किया कि "**जो दवा स्वस्थ शरीर में जो लक्षण उत्पन्न कर सकती है, उन्हीं लक्षणों वाले रोगों को वह दूर करने की शक्ति रखती है।**" इसी सिद्धान्त को होमियोपैथी कहते हैं। सन् 1796 में उन्होंने अपने मत को प्रकाशित किया, तो चिकित्सा-जगत में एक खलबली-सी मच गई। सन् 1810 में उन्होंने होमियोपैथी के सिद्धान्तों पर अपना मशहूर ग्रन्थ '**आरगेनन**' अथवा '**आरोग्य-साधन**' प्रकाशित किया। इस ग्रन्थ को होमियोपैथी की बाइबिल समझा जाता है। इस ग्रन्थ में होमियोपैथी के सिद्धान्तों का युक्ति-युक्त वर्णन किया गया है।

## सिद्धान्त

धीरे-धीरे डा० हैनीमैन ने इस सिद्धान्त के अनुसार चिकित्सा करनी शुरू कर दी, जिसमें उन्हें अपूर्व सफलता प्राप्त हुई। अनेक लोग उनके भक्त बने, लेकिन बहुत-से दुश्मन भी हो गए। यद्यपि उनके जीवन में बहुत-से उतार-चढ़ाव आए, पर वे अपने सिद्धान्तों पर अटल रहे, और हज़ारों भयंकर रोगों से पीड़ित रोगियों को जीवन प्रदान किया। उनके अन्तिम दिन पेनि में बीते और उनकी मृत्यु से पूर्व जर्मनी के अतिरिक्त यूरोप के अन्य देशों तथा अमरीका में उनके अनेक शिष्य हो गए थे, जो होमियोपैथी द्वारा अनेक भयंकर रोगों की चिकित्सा में सफलता प्राप्त कर रहे थे।

जैसा कि हम ऊपर कह आए हैं, होमियोपैथी के सिद्धान्त के अनुसार दवा में जो फायदा करने की शक्ति है, वह उसकी रोग उत्पन्न करने की शक्ति पर ही निर्भर है। इसलिए एक दवा, अधिक मात्रा में खाने से, स्वस्थ शरीर में जो लक्षण उत्पन्न करती है, उन लक्षणों का संग्रह ही होमियोपैथी की मेटेरिया मेडिका (निघण्टु) है। जैसे संखिया खाने से कै और दस्त होते हैं, प्यास बहुत लगती है, जलन होती है, रात्रि को रोग बढ़ता है, रोगी बेचैन होता है और घबराता है। यदि संखिया अधिक मात्रा में खाया जाए

तो मृत्यु भी हो जाती है। यदि यही लक्षण किसी रोगी को बिना संखिया खाए पैदा हो जाएं तो संखिया ही, सूक्ष्म मात्रा में उस रोगी को देने से, रोगी के इन कष्टों को दूर कर देगा और उसे मौत के मुंह से बचा लेगा।

## सूक्ष्मीकरण या शक्तिकरण

दवा की मात्रा को सूक्ष्मातिसूक्ष्म करने के लिए डा० हैनीमैन ने असल दवा में अलकोहल (सुरासार) शुद्ध जल अथवा दूध की चीनी मिलाने की विशेष तरकीब निकाली। इसको क्रमीकरण कहते हैं। ये दो प्रकार के होते हैं :

(क) एक हिस्सा दवा में नौ हिस्सा दूसरी चीज़ मिलाकर उसमें घोटने से या उसको खूब हिलाने के बाद जो दवा बनेगी, उसको 'एक्स' कहते हैं। एक्स अंग्रेज़ी में 10 के लिए प्रयोग होता है। चूंकि यह दवा दसवां भाग बनी, इसीलिए इसके आगे **X** का चिह्न लगा दिया जाता है। एक **X** का एक हिस्सा लेकर फिर उसमें 9 हिस्सा अलकोहल या चीनी मिलाने से जो दवा तैयार हुई उसे 2 एक्स कहते हैं और फिर इसी प्रकार 3 एक्स, 4 एक्स, 10 एक्स आदि बनाते हैं।

(ख) दूसरा क्रमीकरण एक हिस्सा दवा को 99 हिस्सा अलकोहल व चीनी में मिलाने से तैयार होता है और फिर उसी प्रकार से पहले क्रम के एक हिस्से में 99 हिस्सा अलकोहल मिलाने से दूसरा क्रम और इसी प्रकार 3, 4, 10, 100 आदि क्रम बनते चले जाते हैं। इन क्रमों के आगे 100 का संकेत करनेवाला अंग्रेज़ी का सी (C) अक्षर लगाया जाता है, मगर सी न भी लगा हो तो भी यही क्रम समझना चाहिए।

यदि मूल दवा खुश्क या ठोस है तो उसको खूब कूट-पीसकर या छानकर उसमें 9 गुणा दूध की चीनी मिलाकर खूब घोटने से एक एक्स और 99 गुणा दूध की चीनी मिलाने से एक सी अथवा एक क्रम तैयार होता है। फिर ऊपर कहे अनुसार एक से दो, तीन, चार आदि क्रम बनाए जाते हैं। इस खुश्क दवा को, जो बारीक पिसी हुई पाउडर होती है, 'विचूर्ण' अंग्रेज़ी में (ट्राइटरेशन) कहते हैं।

यदि मूल दवा तरल हो, जो आम तौर से टिंचर के रूप में होती है, तो उसका एक एक्स या एक क्रम बनाने के लिए उसमें असल दवा से 9 गुणा

या 99 गुणा अलकोहल मिलाकर दस-बारह बार ज़ोर-ज़ोर से झटके देने से क्रम तैयार होता है। अब आमतौर से झटके देने के लिए बिजली की मशीन से काम लिया जाता है। एक बात का ध्यान रखना होता है कि जो मूल दवा होती है उसके टिंचर में प्रायः अलकोहल होता है; तो जितना अल-कोहल उस टिंचर में होता है, पहला क्रम बनाने के लिए उनका हिसाब कर लेना होता है। जैसे एकोनाइट के मूल टिंचर में आमतौर से छह हिस्सा अलकोहल होता है। तो इसका एक एक्स बनाने के लिए 4 हिस्सा और दूसरा एक्स बनाने के लिए 94 हिस्सा अलकोहल लेना होगा, क्योंकि बाकी अलकोहल तो असल टिंचर में है ही। ध्यान रहे कि ज्यों-ज्यों दवा का क्रमीकरग या सूक्ष्मीकरण होता है त्यों-त्यों उसकी शक्ति बढ़ती जाती है। इसलिए इस सूक्ष्मीकरण को शक्तिकरण (Potentiation) और क्रमों को शक्ति (Potency) कहा जाने लगा है।

होमियोपैथिक दवा के असल टिंचर को मूल औषध या मूल अरिष्ट कहते हैं। मूल अरिष्ट का चिह्न Q है। सूखी दवाओं के क्रमों को विचूर्ण या ट्राइटरेशन कहते हैं। 1 एक्स, 3 एक्स, 12 एक्स, 200 एक्स या 2, 4, 6, 12, 30, 200, 1,000, 10,000, 50,000, 1,00,000 आदि क्रमों का आम तौर से इस्तेमाल होता है। वैसे 1,000 को 1 एम माना जाता है। कौन-सा क्रम कब इस्तेमाल करना चाहिए, इस सम्बन्ध में कोई निश्चित नियम नहीं है। लेकिन तरुण और नये रोगों में आम तौर से नीचे के 6, 12, 30 तक के क्रम का ही प्रयोग होता है, और पुराने रोगों में 200 से 1,00,000 तक के क्रम काम में आते हैं।

## दवा की मात्रा

आम तौर से पूरी उम्र वाले आदमियों के लिए एक बूंद दवा दो तोला पानी में मिलाकर दी जाती है और छोटे बच्चों को इसी दो तोला पानी की चार खुराक एवं बड़े बच्चों के लिए दो कर देनी चाहिए। दवा विचूर्ण में हो, तो बच्चों के लिए उसकी एक रत्ती व बड़ों के लिए 2 या 3 रत्ती की खुराक होनी चाहिए। आम तौर से दवाएं गोलियों में दी जाती हैं। एक शीशी में कोई तीन-चौथाई चीनी की गोलियां, जो बनी-बनाई मिलती हैं, भरकर इतनी बूंदें दवा की डालें कि सब गोलियां तर हो जाएं। फिर

इस शीशी को खूब अच्छी तरह से हिलाएं। ये गोलियां भी बड़ों के लिए दो और छोटों के लिए एक देने से वही गुण करेंगी। गोलियां बहुत छोटी हों तो चार की एक खुराक कर लें।

आगे जहां रोगों में दवाओं का उल्लेख किया गया है वहां न तो उनका क्रम लिखा है और न मात्रा लिखी है। क्रमों के संबंध में आम तौर से हम लिख आए हैं कि तरुण रोगों में नीचे के क्रम और पुराने रोगों में ऊंचे क्रम प्रयुक्त होते हैं और इन क्रमों की दवा की मात्रा उपर्युक्त एक-एक बूंद, आधी बूंद या गोली व पाउडर होती है। मगर जो दवाएं मूल अरिष्ट अर्थात् मदर टिंचर में इस्तेमाल होती हैं उनकी मात्रा एक बूंद भी हो सकती है और 5-10-20 बूंद भी। इसलिए जहां किसी रोग में मदर टिंचर देने की बात लिखी है वहां 2-4-5 या 10 बूंद लिख दिया गया है; यदि कहीं मदर टिंचर के आगे बूंदों की मात्रा नहीं लिखी है तो वहां एक बूंद ही देनी चाहिए।

## दवा कब दें ?

बीमारी की तेज़ी के अनुसार एक, दो या तीन घंटे के अन्तर से दवा देनी चाहिए। साधारण रोगों में तीन या चार बार दवा देना काफी होता है। पुराने रोगों में प्रायः उच्च क्रम की दवाएं सप्ताह में व माह में ही एक-दो बार दी जाती हैं। होमियोपैथिक दवाएं मिलाकर नहीं दी जातीं, एक शीशी में एक ही दवा दी जाती है। कभी-कभी दो दवाओं के लक्षण मिलते हों और उनमें यह भेद न किया जा सके कि कौन-सी दवा ठीक होगी, तो पहले एक दवा, फिर 1 या 2 घण्टे बाद दूसरी दवा—इस तरह दे सकते हैं। मगर बहुत-से प्रतिष्ठित डाक्टर इसका भी विरोध करते हैं। दूसरी चिकित्सा-प्रणालियों की दवा खाते हुए रोगी को होमियोपैथिक दवा शुरू करने से पहले बहुत-से डाक्टर **कैम्फर, नक्सवोमिका 30 या ट्यूक्रियम 30** की दो-एक मात्रा देने की सलाह देते हैं।

## दवा का चुनाव

होमियोपैथी में दवा चुनने के लिए रोग के नाम की कोई आवश्यकता नहीं होती। इसमें **रोगी की दवा होती है रोग की नहीं** और यह ठीक भी

है, यदि रोगों की दवा हुआ करती तो रोग का निदान होते ही हर कोई वही दवा देने लगता। इसलिए होमियोपैथी में प्रत्येक रोगी के लक्षण सावधानी से नोट करने होते हैं और उन लक्षणों को फिर दवा के लक्षणों से मिलाना होता है। यह कार्य कठिन भी है और सरल भी। अगर सावधानी से किया जाए तो ठीक-ठीक मिलान होने पर दवा तुरन्त फायदा पहुंचाती है।

चूंकि वर्षों से चिकित्सा-प्रणाली में रोगों के नामों की प्रमुखता रही है, इसलिए इस पुस्तक में भी रोगों के नाम देकर ही दवा लिख रहे हैं। कुछ मुख्य-मुख्य लक्षणों के आधार पर रोगों के नाम रखे जाते हैं। जैसे फेफड़े में प्रदाह होने से निमोनिया रोग कहलाता है। जाड़ा बुखार आने से हम उसे मलेरिया कहते हैं। मगर हर रोग में ही एक रोग के लक्षण भी भिन्न-भिन्न प्रकार के होते हैं। किसी को निमोनिया में बेचैनी व प्यास बहुत होती है तो कोई चुपचाप पड़ा रहता है। किसी को दाईं करवट लेटने से, तो किसी को बाईं करवट लेटने से तकलीफ होती है। इसी प्रकार मलेरिया में किसी को दिन में बुखार आता है, किसी को शाम को, किसी को सुबह। बुखार में भी किसी को बेचैनी व घबराहट होती है तो किसी को प्यास बहुत लगती है। किसी को प्यास बिलकुल नहीं लगती। इसी प्रकार हर रोग में रोगियों के लक्षण नाना प्रकार के होते हैं। उन्हीं नाना प्रकार के लक्षणों को सावधानी से नोट करके दवा के लक्षणों से मिलाना पड़ता है। जैसा कि हम पहले लिख चुके हैं, दवा के लक्षणों से मतलब यह है कि जब कोई दवा अधिक मात्रा में खाई जाए तो उसके खाने से एक स्वस्थ शरीर में जो बात पैदा होती है, वही दवा के लक्षण कहलाते हैं। इसलिए होमियोपैथी की मेटेरिया मेडिका एक तरह से दवाओं के जो विकार शरीर पर उत्पन्न होते हैं, उनका संग्रह-मात्र है और यही विकार जब स्वस्थ शरीर में स्वयमेव उत्पन्न हो जाते हैं तब वे उस दवा की, जो ऐसे ही विकार उत्पन्न करती है, होमियोपैथिक मात्रा से ठीक हो जाते हैं—इसी का नाम है सम-सम सिद्धान्त, सदृश-विधान अथवा होमियोपैथी।

## क्या होमियोपैथी अधूरी चिकित्सा है?

होमियोपैथी क्या है, इस संबंध में साधारण ज्ञान हमने ऊपर प्रस्तुत कर

दिया है। फिर भी कुछ शंकाएं और भ्रम जन-साधारण में होमियोपैथी के संबंध में कहीं-कहीं पाए जाते हैं। उनका निराकरण करना हम ज़रूरी समझते हैं।

कहा जाता है कि सर्जरी या चीरफाड़ तो होमियोपैथी में है नहीं। तो बिना इसके क्या यह अधूरी चिकित्सा नहीं कहलाएगी ? किन्तु यह एक भ्रम है। होमियोपैथी एक दवा देने का—रोग की चिकित्सा करने का—या कहिए रोगमुक्ति की कला का—एक सिद्धान्त है। सर्जरी या चीरफाड़ एक युक्ति है, तरकीब है फोड़े चीरने की, कांटा निकालने की, चोट-फेंट में हड्डियों को ठीक बैठाने की, इत्यादि। यदि किसी की आंख में एक छोटा-सा तिनका या धूल का कण गिर गया है तो उसे निकालना मात्र ही उसका इलाज है—आंख की पलक को उलटकर रुई पानी में भिगोकर आंख में फेरने से वह कण निकल जाता है। इस में होमियोपैथी, एलोपैथी तथा अन्य सब चिकित्सा-पद्धतियां एकमत हैं। इसलिए सर्जरी जहां आवश्यक है वहां होमियोपैथ चीरफाड़ के लिए ही सहमत होगा। बेशक मतभेद यह है कि अमुक रोग में सर्जरी ज़रूरी है या नहीं ? इस सम्बन्ध में होमियोपैथी का मत है कि 50 प्रतिशत ऐसे केस, जिनमें सर्जरी की जाती है, दवा से ठीक हो सकते हैं। अपेंडिसाइटिस या टांसिल होते ही डाक्टर उन्हें काटने की बात कह देते हैं, मगर एक नहीं अनेक अपेंडिक्स व टांसिल के रोगी दवाओं से मैंने अच्छे किए हैं। हां, ऐसी स्थिति भी आ सकती है जब अपेंडिक्स भी निकलवाना ज़रूरी हो तो वहां होमियोपैथी अड़ेगी नहीं। इसलिए सर्जरी तो सब पद्धतियों का एक अंग है। उस अंग के कारण कोई पद्धति अधूरी नहीं हो सकती।

प्रायः रोगी आकर पूछते हैं कि "क्यों डाक्टर साहब, होमियोपैथी में दमे का इलाज है ?" या—

"क्या जिगर का इलाज होमियोपैथी द्वारा हो सकता है ?"

"क्या बिना आपरेशन के प्रॉस्टेट ठीक हो जावेगा।" आदि सवाल किए जाते हैं। इन सबका उत्तर एक ही है, वह यह कि उस रोगी का इलाज होमियोपैथी में है जिसे ईश्वर ने ही अभी अपनी शरण में नहीं बुलाया है। डाक्टर दवा देता है, मगर रोग दूर करनेवाला तो ईश्वर ही है। रोगी की सफल चिकित्सा डाक्टर की मेहनत, ज्ञान और प्रतिभा पर

निर्भर है। ईश्वर-कृपा तो सर्वोपरि होती ही है। लेकिन हम यह भी नहीं कहेंगे कि अन्य चिकित्सा पद्धतियां गलत हैं या निरर्थक हैं। ज्ञान का भण्डार अपार है, उसमें से जितना ज्ञान जो प्राप्त कर सका, उतना उसने किया। हर चिकित्सा-प्रणाली में अपनी विशेषता है। होमियोपैथी की विशेषता है कि यह सरलता से, थोड़ी मात्रा में दवा देकर कठिन रोगों को दूर कर देती है। दवा के चुनाव में इसमें मेहनत ज़्यादा करनी पड़ती है। एक रोगी मेरे पास आए जो लगभग 60 वर्ष के थे। उनके दाएं घुटने में दर्द बहुत था, कुछ सूजन भी थी, चलने-फिरने से दर्द बढ़ता था। आराम से लेटे रहते तो चैन पड़ता था। मैंने उन्हें ब्रायोनिया 30 दिया। मगर लाभ न होने पर फिर वही दवा 200 शक्ति में दी परन्तु रिपोर्ट मिली कि दर्द में कमी नहीं है। मुझे घर देखने को बुलाया गया। मैं गया तो देखता हूं कि वह अपने बाएं घुटने को सेंक रहे हैं। मैंने पूछा, यह क्या, दर्द तो आपके दाहिने घुटने में था। वह बोले, हां तब तो दाएं में था अब बाएं में है। यह तो इस तरह ही दाएं-बाएं होता रहता है। मैं चुप हो गया। मेरी गलती थी कि यह बात मैंने पहले क्यों मालूम नहीं की। लैककेनियम (कुतिया का दूध) ही एक दवा है जिसमें दर्द कहीं भी हो, दाईं-बाईं तरफ बदलता है। कहने की ज़रूरत नहीं कि 200 शक्ति की केवल एक मात्रा देने के बाद दो दिन में उनका दर्द बिलकुल ठीक हो गया और वे खुद चलकर मेरे पास आ गए।

सन् 44 की बात है। मैं फिरोजपुर जेल में था। वहां कुछ दवाएं रखने व कैदी साथियों को देने की आज्ञा मिल गई थी। एक दिन डिप्टी साहब ने बुलाकर अपनी एक निकट-सम्बन्धी रोगिणी को दिखाया जिसे कई वर्ष से एग्ज़ीमा था। यह एग्ज़ीमा बाईं आंख के ऊपर व अन्दर तक आ गया था। आंख लाल थी, खाज बहुत होती थी। कभी-कभी खून भी निकल आता था। मगर एक मुख्य लक्षण यह देखा कि बरफ से सेंकने से बड़ा आराम मिलता था और वैसे भी रोगिणी बहुत ठण्डा पानी पीती थी। कुछ पुराने इतिहास को पूछने पर फासफोरस 200 की केवल दो खुराकों ने उसका एग्ज़ीमा, जो 4-5 वर्ष से था ठीक कर दिया।

दिल्ली में अपेंडिक्स की एक रोगिणी को ब्रायोनिया 200 की एक मात्रा ने ठीक कर दिया जो दो दिन बाद डा० जोशी द्वारा आपरेशन करवाने

वाली थी। उसके मुख्य लक्षण थे बुखार, दर्द, दाहिनी तरफ लेटने से आराम, प्यास, कब्ज़ सख्त। इन्हीं लक्षणों ने ब्रायोनिया को बुलाया।

ये दो-तीन दृष्टान्त देकर मैं यह कहना चाहता हूं कि होमियोपैथी एक सम्पूर्ण वैज्ञानिक चिकित्सा है—पूर्ण ज्ञान, मेहनत और लगन से यह उन सभी रोगियों को राहत दे सकेगी, जिनको अच्छा होना है।

यहां यह भी बता देना उपयोगी होगा कि आज़ादी के बाद भारत सरकार ने होमियोपैथी की छानबीन करने के लिए दो-तीन कमेटियां बनाईं। और उन सब कमेटियों की रिपोर्ट पर आखिर भारत सरकार ने होमियोपैथी को एक वैज्ञानिक चिकित्सा-पद्धति स्वीकार कर लिया और सन् 74 में एक कानून पास करके इसे मान्यता ही नहीं दी, बल्कि एक 'सेंट्रल कौन्सिल आफ होमियोपैथी' का गठन भी किया जिसका काम होमियोपैथी का प्रचार, प्रसार व शिक्षा आदि का प्रबन्ध करना होगा। सन् 74 की दिसम्बर से इस कौन्सिल का उद्‌घाटन हो गया और अब यह कौन्सिल 25, अशोक रोड, नई दिल्ली पर कार्य कर रही है।

## होमियोपैथी की विशेषता

जैसा हम ऊपर कह आए हैं, होमियोपैथी अन्य चिकित्सा-पद्धतियों की तरह एक वैज्ञानिक व सम्पूर्ण चिकित्सा-पद्धति है, मगर इसकी कुछ विशेषताएं हैं। यदि उन विशेषताओं को ध्यान में रखकर चिकित्सा की जाए तो बहुत से ऐसे रोग जो असाध्य कहलाते हैं इसके द्वारा ठीक हो सकते हैं। क्यों? इसलिए कि होमियोपैथी एक लक्षण के आधार पर उसे दवा नहीं देती, वरन् रोगी के सम्पूर्ण लक्षणों के आधार पर उसे दवा देती है। वह उस रोगी की जीवनी-शक्ति को जाग्रत करती है और वह जीवनी-शक्ति ही रोगी में से समस्त रोग को निकाल फेंकती है। इसके लिए रोगी के लक्षण-संग्रह करते समय मानसिक लक्षणों को होमियोपैथी काफी महत्व देती है। साथ ही रोग किस समय और कैसे घटता-बढ़ता है, इसका भी बड़ा महत्व होता है।

एक अधेड़ उम्र की महिला को छाती में कैंसर हो गया। अस्पताल में उसकी छाती काट दी गई। थोड़े दिनों में जब दूसरी छाती में गांठ-सी पैदा हुई तो वह होमियोपैथिक इलाज के लिए लाई गई। उसके लिए दवा के

चुनाव में उसके एक मानसिक लक्षण ने बड़ा काम किया। वह अकेला रहने से डरती थी, मगर भीड़भाड़ की सोसायटी पसन्द नहीं करती थी। इस लक्षण के अनुसार कोनियम नामक दवा की 1000 शक्ति की कुछ मात्राओं ने उसकी दूसरी छाती को कटने से बचा लिया। उसकी गांठ बढ़ी नहीं, कुछ कम ही हुई होगी, मगर लगभग 5-6 वर्ष हो गए, उसे किसी प्रकार का दर्द, व कष्ट नहीं है।

एक रोगिणी की ज़बान में एक गांठ-सी हो गई। डाक्टर ने उसे कैंसर बताकर आपरेशन की सलाह दी। इस देवी को चेहरे का न्यूरेल्जिया भी था। सख्त दर्द हुआ करता था जिसके लिए वह अक्सर एस्प्रो आदि लिया करती थी। कालीसायनाइड 200 ने उसके न्यूरेल्जिया को भी फायदा पहुंचाया और ज़बान का कैंसर भी ठीक हो गया। अस्पताल में फिर दिखाने पर कहा गया कि शायद इसे कैंसर था ही नहीं।

मैं जब फिरोजपुर जेल में था तो रोगियों को दवा दे दिया करता था। एक मुस्लिम असिस्टेंट सुपरिंटेंडेंट सन् 45 में बदलकर आए। कुछ दिन बाद ही उन्होंने मुझसे अपनी बवासीर के इलाज के लिए अनुरोध किया। उन्हें खून बहुत आता था और बिल्कुल सफेद हो रहे थे। दो-तीन रोज़ की दवा से कुछ लाभ न हुआ तो वह निराश होकर मेरी कोठरी में ही आ गए और अपनी करुण दशा का वर्णन करते हुए उन्होंने बताया कि उनकी ज़रा-सी गलती पर उन्हें डिप्टी से असिस्टेंट कर दिया गया, जिसका उन्हें बड़ा दुख है। बस, मुझे सूत्र मिल गया और मैंने उन्हें इगनेशिया 30 की दो खुराक रोज़ दीं और फिर उनका खून बन्द हो गया तथा दर्द जाता रहा, मस्से सिकुड़ गए। इगनेशिया का मुख्य लक्षण किसी प्रकार के रंज, मान-हानि, फिक्र आदि के कारण रोग होना है। वह लगभग दो साल तक एलो-पैथिक दवा खाते रहे थे।

ये दो-तीन दृष्टान्त मैंने इसलिए दिए हैं कि हम होमियोपैथी के कार्य-क्षेत्र और इसकी विशेषताओं को समझकर यदि रोग के आरम्भ में ही होमियोपैथिक चिकित्सा का सहारा लें तो कैंसर जैसे भयंकर रोगों पर भी काबू पा सकते हैं।

भारत सरकार ने कलकत्ता में एक बड़ी होमियोपैथिक अनुसंधानशाला खोली है। आशा है कि उसकी सहायता से इन तथाकथित असाध्य रोगों

का इलाज किया जा सकेगा।

आजकल जो रोग अच्छा न हो तो उसको 'एलर्जी' कहकर डाक्टर संतोष कर लेते हैं। होमियोपैथी हर प्रकार की एलर्जी को दूर कर देती है। श्रद्धा और विश्वास के साथ जमकर चिकित्सा करने की ज़रूरत है।

## मानसिक तनाव

असिस्टेंट सुपरिटेंडेंट महोदय के रोग का जो वर्णन ऊपर दिया गया है तथा अन्य जो केस मैंने ऊपर दिए हैं, उनसे यह बात समझ में आ जाती है कि मानसिक क्लेश, सुख-दुःख, लाभ-हानि, राग-द्वेष, क्रोध-मोह आदि मनुष्य के शरीर पर अच्छा और बुरा प्रभाव डालते हैं, और आज के युग में मानसिक तनाव की क्या कमी है? होमियोपैथी मानसिक लक्षणों पर बहुत जोर देती है। हर दवा के मानसिक लक्षण संग्रह किए गए हैं, और वे दवाएं सावधानी से प्रयोग करने पर मानसिक तनाव को काफी दूर करती हैं। तथा मानसिक तनाव के कारण जो शारीरिक कष्ट होते हैं उनको भी तुरन्त लाभ पहुंचाती हैं, बहुत-से बच्चे चिड़चिड़े होते हैं, बात-बात में रोते हैं और गोदी में चढ़ाकर फिरने पर ही मुश्किल से चुप होते हैं; उनके लिए **कैमोमिला** नामक होमियोपैथिक दवा है। इस दवा को अफीम कहा जाता है। जिस तरह पुरानी माताएं ऐसे बच्चों को अफीम देकर सुला देती थीं, उसी प्रकार कैमोमिला की दो छोटी गोली बच्चे को शान्त कर देती है। **इगनेशिया** का ज़िक्र ऊपर किया जा चुका है। निराश प्रेमियों के लिए **एसिड फास** रामबाण है। अक्सर आत्मघात की प्रबल प्रवृत्ति को **औरममैरेलिकम** (सुवर्ण) की एक-दो मात्रा ही नष्ट कर देती है।

एक दिन एक संसद्-सदस्य मेरे पास आए। कहने लगे कि न जाने दो सप्ताह से क्या हो गया है, पार्लियामेंट में जाने और वहां कुछ बोलने में भय लगता है और घबराहट होती है। इसे अंग्रेज़ी में 'स्टेजफ्राइट' कहते हैं और **जैलसीमियम** 200 की एक खुराक से उनका यह भय जाता रहा।

तो मानसिक तनाव आदि की होमियोपैथी में अचूक दवाएं हैं, मगर दवा हर रोगी के लिए अलग है। एलोपैथिक ट्रेंकुलाइज़रों की तरह हम आपको यह नहीं कह सकते कि ये दवाएं लें। हर रोगी के लक्षण, तनाव के कारण, रोग के बढ़ने-घटने के समय के अनुसार ही दवा निर्दिष्ट होगी। एक

सज्जन को केवल सुबह दो घण्टे ऐसा लगता था कि वे दफ्तर जाकर क्या करेंगे, काम तो कर नहीं सकेंगे, दिमाग में तनाव काफी है, इत्यादि। **आर्सेनिक** 1000 की एक मात्रा ने ही उनके इस महीनों के तनाव को दूर कर दिया। तो हम याद रखें कि होमियोपैथी में सब लोगों का इलाज है, मगर हर रोगी की दवा उसकी प्रकृति, लक्षण, रोग के कारण आदि के अनुसार पृथक् हो सकती है।

अब हम आगे कुछ मुख्य-मुख्य रोगों के नाम और उसमें प्रयोग होने-वाली होमियोपैथिक दवाओं के लक्षण देते हैं। रोगों के नाम के साथ-साथ उस रोग के मुख्य-मुख्य लक्षण भी दिए गए हैं। सावधानी से इन लक्षणों को देखकर माताएं व बहनें भी अपने परिवार के साधारण रोगों की चिकित्सा कर सकती हैं। रोग जटिल होने व समझ में न आने पर स्थानीय होमियोपैथिक चिकित्सक को दिखा देना चाहिए।

# 2. ज्वर या बुखार

ज्वर या बुखार में शरीर का ताप बढ़ जाता है। थरमामीटर में 98.4 तक तो स्वाभाविक बुखार समझना चाहिए। मुंह में थरमामीटर लगाने पर यदि 99 अथवा उससे ऊपर ताप हो तो बुखार समझना चाहिए। किसी रोग में ज्वर 104 अथवा 105 तक हो जाता है। इससे अधिक ज्वर होना तो भयप्रद ही है। इसी प्रकार 96 डिग्री से नीचे ज्वर का जाना भी खतरनाक है। आजकल बुखार देखने की इस प्रणाली की जगह नई शतमलव (सैन्टीग्रेड) प्रणाली चल रही है। इस पुरानी प्रणाली को फैरनहाइट प्रणाली कहा जाता था। इसमें 32 डिग्री तक जमने का और 212 डिग्री पानी उबलने का माप था। सैन्टीग्रेड प्रणाली में जमाव बिन्दु 0 शून्य और पानी उबलने का बिन्दु 100 होता है। इस प्रणाली में शरीर का नार्मल बुखार 37 डिग्री होता है। नये थरमामीटर सैन्टीग्रेड के ही आ रहे हैं।

असल में ज्वर स्वयमेव कोई रोग नहीं है, मगर बहुत-से रोगों मे ज्वर हो ही जाता है। हमारे शरीर में जो जीवनी-शक्ति है, वह जब शरीर में कोई बिगाड़ हो जाता है तो उसको दूर करने के लिए जो प्रयत्न करती है, ज्वर उस प्रयत्न का एक लक्षण-मात्र है। इसलिए ज्वर को हमारे शरीर की प्रकृति का प्रयत्न समझकर ही उसकी चिकित्सा करनी होती है। तेज दवा देकर ज्वर को दबाना नहीं चाहिए, बल्कि ज्वर के मूल कारणों को दूर करने का यत्न करना चाहिए। शरीर के किसी अंग में प्रदाह अथवा सूजन होने या खून में किसी प्रकार का गन्दा विषैला पदार्थ मिल जाने से प्रायः

बुखार हो जाया करता है। ठंड लग जाने, भींग जाने, तेज़ धूप लगने अथवा बहुत थक जाने से भी ज्वर हो जाता है। ऐसे साधारण रोगों के ज्वर में निम्न दवाएं उपयोगी सिद्ध होती हैं :

**एकोनाइट**—ठंड लग जाने, जुकाम हो जाने, ओस में सोने या धूप लगने से ज्वर होने पर यह दवा खूब काम करती है। डर जाने से जो ज्वर होता है, उसमें भी यह दवा काफी उपयोगी सिद्ध होती है। इसका रोगी बेचैन होता है, सांस तेज चलती है, सिर फटा जाता है। रोगी का शरीर गर्म व सूखा रहता है और वह समझता है कि इस रोग से मैं अवश्य मर जाऊंगा। रात में रोग बढ़ता है, प्यास तेज़ होती है। दो तीन घण्टे के अन्तर से यह दवा देनी चाहिए। यदि रोगी को पसीना आ जाए तो यह दवा बन्द कर देनी चाहिए। तरुण रोगों में एकोनाइट 3X या 30 का प्रयोग करें।

**बेलाडोना**—तेज़ बुखार, प्यास, मुंह व होंठों का सूखना, सिर में तेज़ दर्द, नसों का फड़कना, आंखों का लाल होना, बहकना, रक्त-प्रधान व मोटे-ताज़े व्यक्ति में ज़्यादा फायदा करती है।

**डल्कामारा**—बरसात के कारण या पानी में भींग जाने से उत्पन्न ज्वर में यह दवा अत्यन्त उपयोगी है।

**पल्साटीला**—बहुत खाने-पीने से या बहुत नहाने से बुखार होना, प्यास न लगना।

**इपिकाक**—कै हो या जी मिचलाता हो तथा खांसी भी हो।

**कैम्फर**—जब सर्दी के कारण ज्वर शुरू होता है तो पहली अवस्था में जब बदन में दर्द हो और आंख-नाक से पानी गिरता हो, शरीर में झुरझुरी-सी आती हो तो कपूर के अर्क को एक बूंद चीनी या शुगर आफ मिल्क में डालकर एक-दो दफा खाने से आराम हो जाता है।

**जेल्सीमियम**—रोगी बुखार में आंखें मींचे पड़ा रहे, प्यास न हो या कम हो, कुछ गफलत-सी हो, बदन में दर्द हो, कमज़ोरी अधिक मालूम हो।

**फैरमफास**—सर्दी वाले या बिना सर्दी वाले ज्वर में। न तो एकोनाइट की तरह बेचैनी इसमें होती है और न **जेल्सीमियम** की तरह सुस्ती रहती है। इस दवा का 6 एक्स विचूर्ण गर्म पानी के साथ देने से बहुत-से ज्वर शुरू में ही ठीक हो जाते हैं। इसकी 5 टिकियां या 3-4 रत्ती चूर्ण आधा प्याला गर्म पानी में डालकर चाय की तरह तीन-चार घण्टे बाद पिला देना चाहिए।

**ब्रायोनिया**—सिर में, गर्दन में, हाथ-पैर व पीठ में दर्द, हिलने-डुलने से दर्द का बढ़ना, सांस लेने में कष्ट, सूखी खांसी, तेज़ प्यास, थोड़ी-थोड़ी देर में काफी पानी पीना, मुंह का स्वाद कड़वा या लेसदार, कब्ज़, जीभ पीली या मैली होने पर।

**रसटाक्स**—बेहद बेचेनी, रोगी जल्दी-जल्दी करवट बदलता हो, भींग जाने व ठण्ड लग जाने से ज्वर, बदन में दर्द, कमर व पीठ में खासतौर से अधिक दर्द, जीभ मैली मगर अगला भाग लाल, जोड़ों में दर्द।

**आर्सेनिक**—जल्दी-जल्दी प्यास लगना, मगर थोड़ा-थोड़ा पानी पीना, आधी रात के बाद रोग का बढ़ना, बेचैनी और घबराहट होना, जलन, दस्त आना, बेहद कमजोरी। यह दवा प्रायः शुरू में प्रयोग नहीं होती।

## मलेरिया या जाड़ा बुखार

मलेरिया को विषम ज्वर भी कहते हैं। इस ज्वर के लक्षणों से लगभग सभी लोग परिचित हैं। आमतौर से मलेरिया जाड़ा लगकर चढ़ता है और फिर पसीना आकर उतर जाता है। फिर अगले दिन उसी वक्त या दो, तीन या चार दिन के बाद चढ़ता है। कभी-कभी दिन में दो बार भी चढ़ता-उतरता है। कभी-कभी यह भी देखा गया है कि नियत समय पर बिना जाड़े के चढ़ जाता है और बिना पसीना आए भी उतर जाता है। आमतौर से इस बुखार में एलोपैथिक मत से कुनैन या कुनैन के सदृश अन्य दवाएं दी जाती हैं। अधिक कुनैन आदि देने से मलेरिया दब तो जाता है पर जड़ से नहीं जाता। अधिक दिन तक मलेरिया रहने से जिगर-तिल्ली बढ़ जाते हैं। होमियोपैथिक दवा चुनने के लिए ज्वर के लक्षणों को साव-धानी से नोट करना चाहिए। खासतौर से ज्वर के आने व ज्वर छूटने का समय और ज्वर के लक्षण मिलाकर दवा देने से यह ज्वर जड़ से चला जाता है। ज्वर रोकने के लिए प्रातः तब दवा देनी चाहिए जब ज्वर उतरा हुआ हो और ज्वर उतरने के एक घण्टे पहले तक दवा देते रहना चाहिए।

**इपिकाक**—पेट की गड़बड़ी से बुखार, कुनैन या आर्सेनिक के दुष्प्रयोग के कारण पुराना मलेरिया, जी मिचलाना, उल्टी होना, रात को नौ बजे से ग्यारह बजे तक बुखार आना, जाड़ा थोड़ी देर लगे, मगर बुखार ज्यादा देर तक रहे तो इसे प्रयोए में लाएं। बहुत-से डॉक्टरों का मत है कि यदि

बुखार के लक्षण साफ-साफ न हों तो इपिकाक 30 की कुछ खुराकें देने से या तो ज्वर ही जाता रहेगा या दवा चुनने के लक्षण साफ आ जाएंगे। गर्म कमरे में या गरम वस्तुओं के प्रयोग से जाड़ा बढ़ जाता है।

**आर्सेनिक**—आर्सेनिक का बुखार प्रायः दिन में 12 बजे के बाद या रात को बारह बजे के बाद आता है। पुराने बुखार में जिसमें जिगर-तिल्ली बढ़े हों, उपयोगी है। बुखार के समय बेचैनी व दर्द, प्यास जल्दी-जल्दी, मगर पानी थोड़ा, कमजोरी, एक दिन, दो दिन या तीन दिन छोड़कर आने-वाला बुखार, इसके रोगी को जाड़ा, बुखार और पसीना ये तीनों अवस्थाएं नियमित रूप से नहीं होतीं। कभी जाड़ा कम लगता है, पसीना बिल्कुल नहीं भी आता या बहुत आता है। इत्यादि-इत्यादि।

**चायना**—जाड़ा लगने से पहले और पीछे प्यास। जाड़ा पैरों से आरम्भ होता है और शरीर में फैल जाता है। पानी पीने से जाड़ा लगने लगता है। इसका बुखार प्रायः रात को नहीं आता। जाड़े का समय शाम को अथवा सवेरे 5 बजे के आसपास होता है। जाड़े के बाद बुखार होता है। फिर उतरते वक्त पसीना आता है। नियत समय पर बुखार चढ़ता है, चाहे रोज, चाहे एक-दो दिन छोड़कर। रात को पसीना बहुत आता है। कभी-कभी हफ्ते में एक बार ही बुखार चढ़ता है। तिल्ली-जिगर बढ़ जाते हैं। रोगी बहुत कमजोर हो जाता है।

**नैट्रम म्यूरियेटिकम**—इसका जाड़ा प्रायः सवेरे नौ बजे से बारह बजे के बीच में लगता है और इसके बाद चार-पांच घण्टे बुखार रहकर लगभग 5 बजे के करीब उतर जाता है। इसके रोगी का चेहरा चिकना-चिकना हो जाता है और नीचे के होंठ के बीच में एक दरार-सी मालूम होती है। रोगी दुखी और परेशान होता है, उसे अगर किसी तरह बहलाया जाए तो और भी दुखी हो जाता है। यह दवा बहुत पुराने या दूसरे-तीसरे रोज आनेवाले बुखारों में बहुत उपयोगी है। बुखार के समय जी मिचलाना व कै भी होती है। जिगर-तिल्ली भी बढ़ जाती है। जब कम से कम बुखार हो या बिलकुल न हो, तब 200 या 1000 की एक या दो खुराक दे देनी चाहिए।

**नक्सवोमिका**—सर्दी सुबह आठ बजे से ग्यारह बजे अथवा नौ बजे से बारह बजे के बीच में लगती है। जाड़ा उतर जाने पर और बुखार हो

जाने पर भी अन्दर से सर्दी लगती है। रोगी हर वक्त ढका रहना चाहता है। हवा बुरी लगती है, पेट में गड़बड़ रहती है। जब जाड़ा चढ़ जाता है तब होंठ व नाखून तक नीले पड़ जाते हैं। बुखार उतरते वक्त पसीना आता भी है और कभी-कभी नहीं भी आता। सुबह के वक्त जी मिचलाता है, कै भी होती है, मुंह का स्वाद कड़वा हो जाता है, कब्ज रहती है, जरा भी हवा लग जाने से तबीयत बिगड़ जाती है। सांघातिक मलेरिया में यह दवा बहुत उपयोगी सिद्ध हुई है।

**सल्फर**—जाड़ा सुबह के वक्त या दिन को चार बजे के लगभग या शाम को लगता है। धीरे-धीरे सर्दी लगती है और बुखार में भी सर्दी लगती रहती है। रोगी खुली हवा चाहता है। मगर न तो ठण्ड बरदाश्त कर सकता है, न गर्मी। पारी के बुखार या साप्ताहिक बुखारों में कभी-कभी काम आता है। रात को 9-10 बजे आनेवाले बुखार में अक्सर सल्फर Q की दो-तीन खुराक देने से ही बुखार रुक जाता है। इसकी 30 शक्ति की एक खुराक से बहुत तेज बुखार दो या तीन डिगरी कम हो जाता है।

**पल्साटीला**—इस दवा में जाड़ा सुबह, तीसरे पहर या शाम को लगता है। रोगी को प्यास बिलकुल नहीं होती, ठण्डी हवा अच्छी लगती है। जरा-सी तकलीफ में रोगी रोने लगता है। यूं तो रोगी को जाड़ा लगता ही रहता है मगर गर्मी से तकलीफ़ बढ़ती है। कभी-कभी दिन में दो दफा सर्दी लगकर भी बुखार चढ़ता है, कभी-कभी आधे बदन में गर्मी मालूम देती है या पसीना आता है। दिन के दो-तीन बजे आने वाले बुखारों में खासतौर से उपयोगी है।

**लाइकोपोडियम**—इसकी सर्दी शाम को चार बजे लगती है या चार व आठ बजे के बीच में कभी भी लग सकती है। कभी-कभी सर्दी के बाद ही पसीना आने लगता है और बुखार भी हो जाता है। इसका रोगी कपड़ा ओढ़ना नहीं चाहता, पेट में वायु व अफारा रहता है। मुंह खुश्क रहता है, पेशाब थोड़ा व गहरा होता है। ऊंचे क्रम की दो-एक खुराक से ही बुखार रुक जाता है।

**कैलकेरिया कार्ब**—सर्दी लगने का समय दिन में दो-तीन बजे के बीच होता है। सर्दी के साथ ही बुखार भी हो जाता है। घुटने व पैर बिलकुल

ठण्डे व गीले-गीले मालूम होते हैं। पसीना ज्यादातर सिर, गर्दन व छाती पर ही आता है।

**एपिसमेल**—सर्दी दिन के तीन बजे लगती है, प्यास बिलकुल नहीं होती, ओढ़ना नहीं चाहता, गर्मी बुरी लगती है, बन्द कमरा बुरा लगता है, खुली हवा अच्छी लगती है, पेशाब कम और गहरे रंग का होता है। शरीर में पित्ती उछल जाती है। सर्दी के वक्त थोड़ी प्यास लगती है और ठण्डा पानी पीना चाहता है, पसीना ज्यादा नहीं आता।

**चेलीडोनियम**—जाड़ा लगने का समय सुबह चार बजे से आठ बजे के बीच में या शाम को चार बजे। सर्दी कुछ बहुत ज्यादा नहीं लगती और पसीना भी कम ही आता है। बुखार खूब रहता है, कै भी होती है और गर्म पानी पीने से आराम मिलता है, ठण्डे पानी से तकलीफ होती है। आधे सिर में दाहिनी तरफ दर्द होता है। पीठ में भी दाहिने पुट्ठे के नीचे दर्द होता है। पीलिया भी दिखाई देता है।

**पोडोफाइलम**—जाड़ा लगने का समय सुबह 6 बजे से 9 बजे तक के बीच। बुखार में रोगी बोलता बहुत है। जाड़ा लगने के समय जोड़ों में, कमर में बहुत दर्द होता है, बुखार उतरते वक्त बहुत पसीना आता है, रोगी सो जाता है।

**वैरेट्रम ऐल्बम**—जाड़े का समय सुबह 6 बजे से 8 बजे तक। पसीना ठण्डा आता है खासतौर से माथे पर, और हाथ-पैर में ऐंठन होती है, शरीर ठन्डा हो जाता है।

**यूपैटोरियम पर्फोलेटम**—शरीर की हड्डी में ऐसा दर्द होता है जैसे कि वह टूट रही हो। सर्दी लगने से पहले और बुखार में प्यास बहुत होती है। लेकिन सर्दी लगने के वक्त प्यास नहीं होती, जी मिचलाता है, कै भी होती है, पसीना कम आता है।

**कैक्टस**—इसका बुखार ग्यारह बजे सुबह या रात को ग्यारह बजे आता है। बुखार में सर्दी लगती है, दिल घबराता है और दिल में कमजोरी मालूम होती है।

**एलस्टोनिया**—बुखार का समय नौ बजे से ग्यारह बजे के बीच में, सुबह जिगर और तिल्ली बढ़ जाते हैं, दस्त आते हैं, या पेचिश हो जाती है।

**बैप्टीशिया**—बुखार का समय 11 से 12 बजे के बीच। बदबूदार पाखाना, दस्त आना, बदन में दर्द।

**मलेरिया आफिशीनैलिस**—इसका बुखार प्रायः दोपहर में आता है। पुराने व बार-बार आने वाले बुखारों में काफी उपयोगी है। पसीना कम आता है, इस दवा की हफ्ते में एक-दो खुराक लेने से ही मलेरिया के मौसम में मलेरिया नहीं होता।

**चीनीनम आर्स**—इसका बुखार प्रायः तीसरे पहर आता है। कमजोरी बहुत होती है, सर्दी काफी लगती है, आग सेंकने को जी चाहता है, गर्म पानी अच्छा लगता है, पसीना आने पर राहत मिलती है।

**फैरमफास**—इसके बुखार में सर्दी का समय बारह बजे से दो बजे के बीच में रहता है। लगभग एक बजे रोज ही सर्दी लगती है, बुखार कुछ तेज हो जाता है उल्टी होती है, चेहरा कुछ भर्राया हुआ होता है, रात को ठंडे पसीने आते हैं। जब बुखार न हो तब 200X या 1,000 क्रम की दवा देने से बुखार रुक जाता है।

**लैकेसिस**—इसके बुखार का समय दिन को दो बजे से चार बजे के बीच होता है। टांगों व पीठ में सर्दी ज्यादा लगती है। बुखार में भी पसीना बराबर आता है, पसीना गर्म होता है, रोगी बोलता बहुत है, नींद से उठने के बाद रोगी की तबियत ज्यादा खराब होती है। कभी-कभी नींद में ही सांस घुटने लगता है। जिगर व तिल्ली भी बढ़े हुए होते हैं और कभी-कभी नाक व किसी अन्य स्थान से खून भी आता है।

**थूजा**—इसके बुखार का समय सुबह तीन बजे से शाम को तीन बजे होता है। इसका एक खास लक्षण यह होता है कि शरीर का जो हिस्सा ढका नहीं होता, उस हिस्से में पसीना आता है। जाड़ा जंघाओं में ज्यादा लगता है।

**सिफलिनम**—इसका बुखार दिन में कभी नहीं आता। प्रायः रात को 10 या 11 बजे शुरू होता है और सुबह होने से पहले ही उतर जाता है। 200 या 1000 शक्ति की एक-दो खुराक से बुखार रुक जाता है।

**पाइरोजन**—इसके बुखार का समय सायं सात बजे होता है। इसमें रोगी को पसीना व टट्टी बदबूदार तथा सांस में भी बदबू होती है। बुखार में रोगी बोलता बहुत है; नब्ज ज्यादा तेज होती है। पसीना आता है मगर

बुखार कम नहीं होता। बेचैनी बहुत रहती है, बुखार तेज हो जाता है।

**सेड्रन**—इसका ज्वर प्रायः दिन में आता है मगर जब भी आता है तब ठीक उसी समय पर, इतना ठीक-ठीक आता है कि घड़ी मिलायी जा सकती है। आम तौर से दिन में एक या दो बजे आता है। अगर आज दो बजे आया है तो कल भी दो बजे ही सर्दी लगनी शुरू हो जाएगी। हाथ-पैर में दर्द काफी होता है। यह दवा इस रोग में बहुत उपयोगी सिद्ध हुई है। इसके मदर टिंचर की 2-2 बूंद की मात्राएं बुखार चढ़ने के समय से 4-5 घण्टे पहले घंटा-घंटा भर पर देना शुरू कर देना चाहिए।

**नेट्रमसल्फ**—आमतौर से सुबह 5 बजे या सायं 5 बजे इसका बुखार आता है। पानी से या पानीवाले फलों से—जैसे खरबूजा या तरबूज खाने से—रोग बढ़ता है। पित्त की कड़वी कै होती है, बेचैनी बहुत होती है, ज़बान कुछ भूरी या हरापन लिए होती है। जिगर बढ़ जाता है। मुंह का स्वाद कड़वा होता है।

**फैरमसिटेलिकम**—इसका बुखार सुबह 4 बजे होता है। रोगी को खून की कमी हो जाती है, चेहरा पीला पड़ जाता है, बुखार के वक्त जिस्म में दर्द बहुत होता है, खाया हुआ पदार्थ कै में निकल जाता है, नक्सीर आती है, जिगर खराब हो जाता है।

**कुनैन**—एलोपैथिक मत से लगभग सब प्रकार के मलेरिया की दवा कुनैन ही है। और सल्फेट आफ कुनैन ही मुख्यतया उन दवाओं में होता है जो कैमोकुइन, कुइन, आदि-आदि नामों से बिकती हैं। यह पता लगते ही कि मलेरिया है 2-4 टिकिया कैमोकुइन की पानी से निगला दी जाती हैं और निःसंदेह यह मलेरिया के कीड़ों को मारकर ज्वर को रोक देती है, मगर फिर दुबारा ज्वर आए तो फिर ये दवाएं उपयोगी सिद्ध नहीं होंगी तो लक्षणानुसार होमियोपैथिक दवाई ही देनी पड़ती है।

## टाइफाइड ज्वर या मियादी बुखार

इस बुखार को एण्टेरिक फीवर भी कहते हैं। यह बुखार चढ़ने के बाद उतरता नहीं है। आम तौर से जब एक डिग्री बुखार बढ़ जाता है तो नाड़ी की गति 8-10 बार ज्यादा हो जाती है, वैसे नाड़ी की गति लगभग 72 होती है। टाइफाइड में नाड़ी की गति बुखार बढ़ने पर भी उतनी नहीं

बढ़ती, कुछ कम रहती है। जीभ पर लेप-सा रहता है और ज्वर सुबह कम हो जाता है। शाम को एक-दो डिग्री बढ़ जाता है मगर उतरता किसी समय भी नहीं। आम तौर से यह ज्वर 21 दिन तक रहता है, लेकिन कभी-कभी 14 दिन में उतर जाता है और कभी-कभी 42 दिन तक भी रहता है। कुछ मियादी बुखार ऐसे भी होते हैं जो केवल 7 दिन में ही उतर जाते हैं। रोगी के लिए कब्ज रहना अच्छा होता है, दस्त होना नहीं।

**ब्रायोनिया**—इस रोग की मुख्य दवा है। कभी-कभी इस रोग में शरीर पर लाल व सफेद दाने भी निकल आते हैं और इनके निकलने पर ज्वर धीरे-धीरे कम हो जाता है। **ब्रायोनिया** इन दानों को निकालने में सहायक होती है। **ब्रायोनिया** का मुख्य लक्षण कब्ज रहना, देर-देर में प्यास लगना, पर ज्यादा पानी पीना, रोगी चुपचाप पड़ा रहे पर हिलने-डुलने से तकलीफ हो।

**रसटाक्स**—बेचैनी, रोगी बार-बार करवट बदले, जीभ का अगला भाग लाल हो।

**बैप्टीसिया**—इस रोग में इस दवा के मदर टिंचर की दो बूंदें तीन-चार दफा दिन में देने से ज्वर धीरे-धीरे उतर जाता है और कोई विकार नहीं होने पाता। इस रोग की यह मुख्य दवा है।

**आर्सेनिक**—बेहद कमजोरी और **आर्सेनिक** के अन्य लक्षण जैसे प्यास, बेचैनी, घबराहट आदि उपस्थित होने पर। इस रोग में लक्षणों के अनुसार **जेल्सीमियम, ओपियम, आरनिका** आदि दवाएं भी प्रयोग में आती हैं।

**हैलीबोरस और हायोसाइमस**—ये दवाएं रोगी के बेहोश होने के वक्त या बकने-झकने में उपयोगी साबित हुई हैं। आम तौर से इस रोग में उबला हुआ पानी, पानी मिला दूध या कोई फलों का रस आदि ही देना चाहिए। बुखार उतरने पर भी थोड़े दिन तक यह नियम जारी रहना चाहिए।

# 3. खसरा और चेचक

## खसरा

यह छूत की बीमारी होती है। जाड़ा खत्म होने पर, गर्मी शुरू होने से पहले आम तौर से यह बीमारी होती है। घर में एक बच्चे को होने पर प्रायः सभी बच्चों को हो जाती है। शरीर में इसका विष प्रवेश करने के 10-12 दिन के अन्दर ही बच्चों को सर्दी लग जाती है, खांसी व छींकें आने लगती हैं, आंखों से पानी गिरता है, आंखें लाल हो जाती हैं और बुखार शुरू हो जाता है, धीरे-धीरे बुखार तेज़ होकर 3-4 दिन बाद चेहरे पर, गर्दन में, छाती पर तथा हाथ-पैरों पर लाल-लाल दाने-से निकल आते हैं। फिर 2-3 दिन रहकर मिट जाते हैं और साथ ही बुखार भी टूट जाता है। वैसे तो एक हफ्ते में रोगी स्वयं ही अच्छा हो जाता है मगर ज़रा-सी भी ठंड लग जाने से रोगी के फेफड़े में या वायु-नली में प्रदाह अथवा निमोनिया हो जाता है, उसकी चिकित्सा करना आवश्यक होता है। कभी-कभी बुखार में रोगी बहकने लगता है, पतले दस्त आने लगते हैं। इनसे भी संकट की सूचना मिलती है। शुरू से ही होमियोपैथिक चिकित्सा करने से इस रोग में आशातीत लाभ होता है।

**एकोनाइट**—ज्वर होते ही देनी शुरू कर देनी चाहिए।

**बेलाडोना**—चेहरा ज़्यादा लाल हो, बुखार तेज़ हो, सिर में तथा गले में भी दर्द हो, रोगी बार-बार चौंके तो बेलाडोना बहुत फायदा करता है।

**पल्साटीला**—प्यास न रहे, शाम को व रात को खांसी बढ़े, पतले दस्त हों, पेट में गड़बड़ी रहे, नाक से गाढ़ा बलगम निकले।

**ब्रायोनिया**—अगर खसरा बैठ जाए, अच्छी तरह न निकले, सूखी व कष्ट देनेवाली खांसी हो। खसरा बैठकर तेज़ बुखार हो तो **जेल्सीमियम** देना चाहिए। फेफड़े में गड़बड़ी हो तो **फैरमफास या एण्टिमटार्ट** लक्षणानुसार देना चाहिए। **फैरमफास** खसरे की सभी अवस्थाओं में उपयोगी सिद्ध हुआ है।

**मार्बिलीनम**—इसे रोग की सभी अवस्थाओं में दिए जाने की सलाह डाक्टर लोग देते हैं और गह उपयोगी भी सिद्ध हुआ है। जिन दिनों नगर में या पर में खसरा हो, उन दिनों बच्चों को एक खुराक रोज़ देने से वे बचे रह सकते हैं। यह काम दिन में 2-3 बार **पल्साटीला** 30 देने से भी हो सकता है। फेफड़े में बीमारी होने से या दिमागी लक्षण, जैसे बेहोशी या दिमाग में प्रदाह होने पर, उन रोगों में जो दवाएं लिखी हुई हैं, दी जानी चाहिए।

## चेचक या शीतला

इसको बड़ी माता भी कहते हैं। यह छूत की बीमारी है, जाड़े के अन्त में गर्मी के शुरू होने के पहले आम तौर से होती है। इसका विष शरीर में प्रवेश करने के 8-10 दिन के बाद बुखार होता है और बुखार शुरू होने के 2-4 दिन बाद ही शरीर पर लाल-लाल दाने-से निकल आते हैं; 5-6 दिन में इन दानों में पानी भर जाता है और फिर धीरे-धीरे पीप पैदा हो जाती है। बुखार 103-108 डिग्री के बीच में हो जाता है। इसके दाने सारे शरीर और मुंह के अन्दर ज़बान पर भी हो जाते हैं। जब दाने एक-दूसरे से मिले हों तो रोग भयानक होता है और दाने दूर-दूर हों तो रोग जल्दी अच्छा हो जाता है। 10-12 दिन के बाद दाने सूखने लगते हैं और बुखार कम होने लगता है। जिन बच्चों को टीके लग जाते हैं उनको प्रायः यह रोग होता ही नहीं है और अगर होता भी है तो भयंकर नहीं होता। निम्न तीन होमियोपैथिक दवाओं में से कोई भी दवा लगभग 2 सप्ताह तक दो बार रोज़ खिलाने से कुछ ज्वर-सा हो जाता है तो बन्द कर देनी चाहिए और समझना चाहिए कि टीके का ही काम हो गया है। ये दवाएं हैं—

**वैक्सीनीनम** 30, **वैरियोलीनम** 30, **मैलेण्ड्रीनम** 30।

**वैरियोलीनम**—जिन दिनों माता का शहर में ज़ोर हो तो भले-चंगे आदमियों को, खास कर बच्चों को, हफ्ते में दो-एक बार खिलाते रहने से बच्चे बचे रहते हैं।

शीतला को हिन्दुओं में माता करके पूजा जाता है और माता की सवारी गधा बताया जाता है। गधे को कभी भी चेचक नहीं निकलती और गधी का दूध पीने या शरीर में मलने से मनुष्यों की भी रक्षा होती है।

## चिकित्सा

बुखार शुरू होने पर लक्षणानुसार **एकोनाइट, बेलाडोना, बैप्टीसिया, बैरेट्रम** या **थूजा** देना चाहिए। दाने निकल आने पर **एण्टिमटार्ट, रसटाक्स, सैरासीनिया** या ऊपर वाली दवा में से, जिसके लक्षण हों, देते रहना चाहिए। दानों में पीप पड़ जाने पर **एण्टिमटार्ट** व **मरक्यूरियस** देते रहना चाहिए। कभी-कभी ऐसा होता है कि दाने निकलकर फिर बैठ जाते हैं, ऐसी अवस्था में भी रोग भयंकर रूप धारण कर लेता है। दानों को फिर से उभारने के लिए **सल्फर, कैम्फर** या **थूजा** दी जाती है। दाने अच्छे हो जाने पर भी मुंह पर दाग रह जाते हैं, इसके लिए रोगी को तेज़ रोशनी से बचाया जाए और कमरे में लाल पर्दे पड़े हों और लाल ही बत्ती जले तो मुंह पर दाग नहीं पड़ते, साथ ही **सैरासीनिया** का सेवन भी कराना चाहिए। छोटी माता की तरह इसमें भी फेफड़ों पर व दिमाग पर असर हो जाता है। ऐसी अवस्था में लक्षणानुसार उन रोगों के लिए दवाएं देनी चाहिए। चेचक के रोगी के पहनने व बिछाने के कपड़ों को जला देना चाहिए। नहीं तो बीमारी फैल जाने का डर रहता है। दानों में खुजली बहुत ज़ोर से होती है पर बच्चों को खुजाने नहीं देना चाहिए और जैतून का तेल हल्के-हल्के उनपर लगा देना चाहिए। कभी-कभी टीका लगाने से शरीर में कई बिगाड़ उत्पन्न हो जाते हैं, कई चर्म-रोग भी उत्पन्न हो जाते हैं। उसके कुपरिणामों को रोकने के लिए व दूर करने के लिए **थूजा** व **काली म्योर** काफी उपयोगी सिद्ध हुई हैं।

# 4. मानसिक रोग

अब उन रोगों का वर्णन किया जा रहा है जो शरीर में ऊपर से नीचे तक के भिन्न-भिन्न अंगों में होते हैं। सबसे ऊपर मनुष्य का सिर है और सिर के अन्दर की तरफ हमारा मस्तिष्क है। इस मस्तिष्क से तमाम शरीर में नाड़ी अथवा स्नायुएं जाती हैं। यह मस्तिष्क ही हमारे सारे शरीर की क्रियाओं का संचालन करता है। मस्तिष्क में गड़बड़ी होने से कई प्रकार के मानसिक एवं शारीरिक रोग भी उत्पन्न होते हैं। होमियोपैथी में मानसिक रोगों की बड़ी अपूर्व चिकित्सा है। यहां संक्षेप में मानसिक रोगों की चिकित्सा लिखी जा रही है।

## मिर्गी

इस रोग में रोगी अचानक बेहोश हो जाता है और मुंह से झाग आने लगता है, सांस ज़ोर-ज़ोर से चलती है और रोगी चाहे जहां गिर पड़ता है। हाथ-पांव अकड़ जाते हैं।

होमियोपैथी से मिर्गी के कई रोगी ठीक हो गए हैं मगर दवा का चुनाव बड़ा कठिन है और दवाएं हैं भी बहुत। नीचे हम कुछ दवाएं और उनके एक-दो मुख्य लक्षण लिख देते हैं। विस्तृत लक्षणों के लिए मैटीरिया मेडिका देखनी चाहिए।

**ओनिएन्थस ओकेटा**—एकदम दौरा पड़ना, हाथ-पैरों का बहुत ऐंठना,

उल्टी होना, मुंह से झाग आना, जवान लड़कियों में मासिक धर्म न होकर मिर्गी के दौरे पड़ना, आदि। दौरों का खास तौर से उस समय ज़्यादा ज़ोर होता है जब मासिक धर्म होने का समय होता है। इसका नीचा क्रम या Q एक-दो या 3-4 बार दिन में दें।

**आर्टिमेसिया**— बार-बार या जल्दी-जल्दी रोग का आक्रमण होना। भय, शोक, दुःख व माथे में चोट के कारण दौरे पड़ना, दांत निकलने के कारण व पेट में कीड़ों के कारण दौरा पड़ना। Q की दो बूंदें पानी या फल के रस में दिन में चार बार दें।

**इगनेशिया**—शोक, भय या आत्म-ग्लानि के कारण रोग होना। यह बच्चों के लिए विशेष लाभकारी है।

**कास्टीकम**—दौरे के पहले छाती व पेट में तनाव-सा रहता है, दौरे में सिर एक तरफ को झुक जाता है, पेशाब निकल जाता है। दौरे के बाद सिर में दर्द व शोर-सा होता है, बेहद कमज़ोरी। ज़बान दौरे में कट जाती है। चर्म रोग दब जाने के बाद मिर्गी में यह दवा अत्युपयोगी है। प्रायः रोग शुक्ला दूज के दिनों में बढ़ता है।

**क्यूप्रम मैट०**—अक्सर दौरा बिना किसी पूर्व संकेत के चीख के साथ पड़ता है और रोगी गिर पड़ता है। दौरे के बाद रोगी सो जाता है। केंचुए पेट मे होने के कारण मिर्गी में यह दवा फायदा करती है। क्यूप्रम के सेवन से कई रोगियों को फायदा पहुंचा है।

**साइलीसिया**—इसका मुख्य लक्षण है कि दौरे केवल नींद में ही आते हैं। चाहे दिन में चाहे रात में सोते समय ही दौरे पड़ते हैं, 3-4 रोगियों को इस आधार पर ही हमने यह दवा दी और 8 से 10 वर्ष हो गए, उनको दौरा नहीं पड़ा। एक रोगी को 4 वर्ष बाद एक दफा दौरा पड़ा मगर वह भी नींद में ही। मैंने दवा प्रायः दौरे के तुरन्त बाद 1000 क्रम में दी और फिर हर 15 दिन और महीने व 3 महीने बाद दी।

**कैलकेरिया कार्ब**—जरा मोटे आदमियों के लिए उपयोगी है। इसके दौरे पूर्णमासी के करीब पड़ते हैं।

हस्तमैथुन अथवा अन्य प्रकार से वीर्य-नाश के कारण मिर्गी में **ब्यूफो, लैकेसिस** और **डिजीटेलिस** उपयोगी हैं। प्रायः 200, 1,000 या 10,000 क्रम में देनी चाहिए।

तम्बाकू खाने वालों को मिर्गी होने पर **अर्जेण्टमनाइट्रीकम** फायदा करता है। 200 शक्ति में सप्ताह में एक बार दें।

**सीपिया**—दो-तीन सप्ताह में दौरा पड़े। दौरा सुबह के समय पड़े। सिर बाईं तरफ को झुक जाए।

**सलफर, टैरेन्टूला, साइकुटा हायोसाइमस, आर्सेनिक** आदि कई दवाएं भी इसमें काम आती हैं। एक रोगी को **क्यूप्रम** के लक्षण थे, हमने उसे 200, 1000 तक दिया। दौरों की तीव्रता में कमी हुई मगर हर 31वें दिन दौरा पड़ ही जाता था। होमियोपैथी में इस प्रकार ठीक समय के लिए दो दवाएं हैं : **आर्सेनिक** व **चायना**। **आर्सेनिक** से लाभ न होने पर हमने एक सप्ताह **चायना** 1000 और दूसरे सप्ताह **क्यूप्रम** 1000 दिया। लगभग 2 साल से उसे दौरा नहीं पड़ा। अब हम केवल 1 मास में एक मात्रा **चायना** की और फिर 3 मास में **क्यूप्रम** की देते हैं।

## उन्माद

इस रोग के भिन्न-भिन्न रूप होते हैं। जिन लोगों को कभी पागल देखने का अवसर मिला होगा, वे जानते हैं कि पागलपन का कोई एक लक्षण नहीं होता। इस रोग में कोई रोगी चुप रहता है तो कोई बहुत बोलता है। कपड़े फाड़ता है, मारता है, काटता है, कसमें खाता रहता है, गाना गाता रहता है। रोगी को अनेक प्रकार के भ्रम होते हैं। वह समझता है कि मैं बहुत बड़ा धनी हूं। इस प्रकार अनेक-अनेक लक्षण मानसिक रोग में दिखाई पड़ते हैं। नीचे जो दवाएं लिखी जा रही हैं, अपने-अपने लक्षणों के अनुसार वे आशातीत लाभ पहुंचा सकती हैं।

**स्ट्रैमोनियम**—रोगी समझता है कि मेरा आकार बहुत बड़ा है। उग्र स्वभाव, बहुत ज़्यादा क्रोध, दांत काटना या जो कुछ हाथ लगे उसे दे मारना। रोगी समझता है कि उसका कोई अंग बहुत बड़ा हो गया है या आधा शरीर कट गया है। रोगी बात करता है, हंसता है, गाता है, कसमें खाता है। उसे भूत दिखाई देते हैं, आवाज़ें सुनता है, भूतों से बातें करता है, अकेला नहीं रहना चाहता, अंधेरे में डरता है, प्रकाश चाहता है, पानी या चमकती हुई चीज़ को देखकर दौरा पड़ जाता है, प्रार्थना करता है, धार्मिक उपदेश देता है। कभी हंसता है, कभी रोता है; कभी खुश होता है

कभी उदास होता है। मौत का डर हर समय रहता है। तरुण रोग में यह दवा बहुत फायदा करती है।

**बेलाडोना**—सिर में दर्द, माथा भारी, आंखों की पुतलियां फैली हुईं, रोगी को बहुत-सी चीज़ें झूठ-मूठ की ही दिखाई देती हैं। रोगी बेहोश भी हो जाता है। बकता बहुत है। मारने-काटने को दौड़ता है। गाना, सीटी बजाना, बहकी-बहकी बातें करना इत्यादि चेष्टाएं करता है।

**हायोसाइमस**—हंसने या गाने की तेज़ इच्छा, बोलने की तेज़ इच्छा, कभी-कभी चुप रहना, नंगे हो जाना, निर्लज्जता, कामोन्माद, देवताओं की भक्ति-भाव से प्रार्थना करना, एक ही बात को बार-बार कहना, बहुत अधिक संदेह करना, बहकी-बहकी बातें करना, मुझे कोई ज़हर न दे दे, यह सोचकर डरना, हर बात पर हंस देना, गुप्तांगों पर हमेशा हाथ रखना।

**इगनेशिया**—डर जाने से, दुःख से, रंज से, चिन्ता, शोक या निराशा से पैदा हुआ रोग। जब रोग नया हो तो यह दवा बहुत फायदा करती है। रोने की ताकत नहीं, परन्तु दुःख से कलेजा फटा जाता है, रोगी ज़्यादा बात नहीं करता, वह आहें व सुबकियां भरता रहता है, कभी हंसता है, कभी रोता है, मिजाज जल्दी-जल्दी बदलता रहता है, रोगी बहुत उदास व रंजीदा रहता है। खट्टी चीज़ें खाने की इच्छा होती है। स्त्रियों में लगभग 45 वर्ष की अवस्था में जब मासिक धर्म बन्द होने को होता है तब यह रोग होता है। अकेले रहने की इच्छा, ऐसी चिन्ता रहना कि जैसे उसने कोई गुनाह किया हो। लिखने व बोलने में गलती करना, याददाश्त कमज़ोर हो जाना आदि। बच्चे को यदि धमकाया गया हो या डरा-धमकाकर सुला दिया गया हो और उसके बाद यदि रोग हो जाए तो यह दवा बहुत फ़ायदा करती है। अपनी कोई प्यारी वस्तु या मित्र के खो जाने से उत्पन्न रोग।

**सल्फर**—फटे-पुराने कपड़ों को भी बहुमूल्य समझकर रोगी उन्हें एकत्र कर लेता है। और संभालकर रखता है, रंग-बिरंगे चीथड़ों से अपने शरीर को सजाता है; उदास, निराश व रोने की प्रवृत्ति होती है। रोगी गन्दा रहता है, नहाना पसन्द नहीं करता। स्वार्थी बन जाता है, दूसरों की भलाई-बुराई की परवाह नहीं करता। इसके अतिरिक्त बद-मिज़ाज़, चिड़चिड़ा, झगड़ालू, शाम के वक्त बड़ी चिन्ता व आशंका, बेचैनी, नामों का याद न रहना, अमावस्या के आसपास और दिन के 11 बजे रोग का बढ़ना, अपनी

आत्मा की मुक्ति के लिए परेशान रहना, हाथ-पैरों का जलना आदि। शरीर में चर्म-रोगों के दब जाने से भी ये मानसिक रोग उत्पन्न हो जाते हैं। पुराना रोग, अहंकार, सब पदार्थों में बदबू आना, नाक का मैल या मल खा लेना आदि लक्षण पैदा हो जाते हैं।

**एकोनाइट**—किसी ख्याल का जम जाना, चिन्ता और बेचैनी, मृत्यु का भय, यहां तक कि अपनी मृत्यु का समय बताने लगना आदि। रात को रोग बढ़ता है।

**एनाकार्डियम**—याददाश्त की कमी, बार-बार कसमें खाना, चिड़-चिड़ापन, सन्देह करता है, जरा-सी बात पर नाराज़ हो जाता है, रोगी समझता है कि मैं दो आत्माओं के अधीन हूं। उनमें से एक जिस काम के लिए कहती है दूसरी उसे करने को मना करती है। मुझे दुश्मनों ने घेर रखा है और ऐसे आदमियों की आवाज़ें सुन रहा हूं जो मुझसे बहुत दूर हैं।

**एगेरीकस**—कविता बनाना, गाना, बहुत बोलना, हंसना, अपने आप को बहुत धनवान समझना, काम करने को जी न होना, निर्ममता, उदासीनता, अपने ख्याल में इतना खो जाना कि पूछने पर भी किसी बात का जवाब न देना। काम-काज से जी चुराना, भविष्यवाणी करना, दूसरे को घायल करने की इच्छा पैदा होना आदि।

**एमोनियम कार्ब**—परेशानी, अपने आपको गुनहगार समझना। ज़िन्दगी से ऊब, रोनी सूरत, पेट में अफारा, पानी के स्पर्शमात्र से डरना, नहाना-धोना पसन्द नहीं करना, मासिक धर्म के दिनों में कष्ट का बढ़ जाना, तूफानी मौसम में रोग का बढ़ जाना।

**एमोनियम म्यूरियेटिकम**—दुःख व शोक के कारण उत्पन्न पागलपन, चिल्लाना चाहते हुए भी न चिल्ला पाना, दोनों कंधों के बीच बर्फ जैसी ठंडक महसूस करना, पैर में बदबूदार पसीना आना, खुजली हो जाना, हवा में आराम का अनुभव करना।

**एपिसमेल**—द्वेष करना, दौड़ने या कूदने की इच्छा, इन्द्रिय दमन के कारण विधवाओं का पागलपन, मौत का डर।

**अर्जेण्टम नाइट्रिकम**—खिड़की से कूद पड़ने की इच्छा, मौत का दिन मुकर्रर कर देना, व्याकुलता, चिन्ता, हर काम में जल्दबाज़ी।

**आरनिका**—सिर में चोट लगने के कारण पैदा हुआ पागलपन। सिर

गर्म बाकी सारा शरीर ठण्डा। छुए जाने से डरना, अकेला रहने की चाह।

**आर्सेनिक ऐल्बम**—मौत का डर, अत्यधिक दुर्बलता, दवा खाने से इन्कार करना, भूतों व चोरों का डर, जूंओं का डर, छिप जाने की इच्छा, अकेले रहने से डरना, निराशा, चिन्ता, व्याकुलता, अपने आपको गुनहगार एवं सबके द्वारा निन्दित महसूस करना, चलते हुए ऐसा लगना कि सामने गड्ढे हैं, तरह-तरह की गन्धों का भ्रम।

**स्वर्ण या औरममिटेलिकम**—आत्महत्या करने की प्रबल इच्छा, भावनाओं के दमन के कारण पैदा हुआ पागलपन, अनेक प्रकार के सवाल करना, एक बात कहते-कहते दूसरी बात कहने लगना। हरेक काम जल्दी-जल्दी करना, फिर भी असन्तुष्ट रहना और यह समझना कि जल्दी नहीं हुआ। सूर्यास्त से सूर्योदय तक रोग का बढ़ना।

**कैलकेरिया कार्ब**—ज़्यादा शराब पीनेवालों का पागलपन, चर्म-रोग के दब जाने से। बुद्धिवैकल्प, कोई बात सोच ही न सकना, आशंका कि कोई छूत का रोग होने वाला है या दुर्भाग्य आने वाला है।

**कैलकेरिया फास**—नवयुवकों का पागलपन, हस्तमैथुन के कारण पैदा हुआ रोग व गम या गुस्से के कारण पैदा हुआ पागलपन या हमेशा कहीं न कहीं घूमने-फिरने की इच्छा होना। पहचाने लोगों को भी पहचान न सकना, घर में रहते हुए कहीं न कहीं जाने की सोचना।

**कैनाबिस इण्डिका**—शान्त प्रकृति वाले लोगों का पागलपन। भुलक्कड़—बात करते-करते भूल जाना कि आगे क्या कहना है। हर समय किसी न किसी सिद्धांत पर बहस करना, यह आशंका बनी रहती है कि वह पागल हो जाएगा, हंसी न रोक सकना, बहुत थोड़े काल को बहुत बड़ा समझना। जैसे एक मिनट के समय का घण्टों-सा लगना, एक गज की दूरी का मीलों की दूरी मालूम पड़ना, भ्रमपूर्ण विश्वास, काल्पनिक चीज़ें देखना।

**कास्टिकम**—अधिक चिन्ता, क्लेश, दुःख, रंज आदि के कारण पागल-पन। इस तरह का रोगी हर बात का बुरा पहलू ही सोचता है। ऐसा मालूम होना कि जैसे दिमाग व खोपड़ी के बीच का भाग खाली हो। दूसरों के दुःख न देख सकना, चर्म-रोग दब जाने के कारण पैदा हुआ पागलपन।

**साइकूटा**—दाने दब जाने से उत्पन्न रोग। रोगी का नाचना, गाना और तालियां बजाना, आस-पास की किसी भी चीज़ में दिलचस्पी न लेना, सभी चीज़ें अजीब-अजीब-सी व भयानक लगना। किसी पर भरोसा न करना।

**सिमिसिफ्युगा**—स्नायु-शूल दब जाने के कारण हुआ पागलपन या बार-बार के घाटे आदि के कारण हुआ पागलपन। रोगी को ऐसा लगना जैसे कि उसे चारों तरफ से ढक लिया गया हो, कल्पित बुराई के स्वप्न आना, सन्देह करना, दूसरों के हाथ से दवा भी नहीं खाना, बहुत बातें करना और जल्दी-जल्दी विषय बदलना, ऐसा भ्रम होना कि चूहे उसके आसपास घूम रहे हैं। मौत का डर, आत्महत्या की प्रवृत्ति, प्रेम में नैराश्य, एकान्त में घूमने की इच्छा।

**काकुलस**—हस्तमैथुन व अधिक मैथुन के कारण रात को जागने या नींद न आने के कारण पैदा हुआ पागलपन, अत्यन्त दुःखी, उदास व चिन्ता-ग्रस्त रहना, समय का बड़ी जल्दी-जल्दी बीतना, गाना गाने की प्रवृत्ति, बिना गाए न रहा जाना, दूसरे के स्वास्थ्य के बारे में बहुत चिन्तित रहना, अपनी बात का विरोध बरदाश्त न कर सकना।

**क्रोकस सैटाइवा**—गाना, हंसना, खुश रहना, हर किसी को प्यार करना, फिर गुस्सा भी हो जाना, खुश रहते-रहते यकायक रंजीदा हो जाना।

**कालीब्रोम**—रोगी डरता है कि कोई मुझे ज़हर न दे दे। हर समय जूते बांधता व खोलता रहता है। अपनी जेब टटोलता है, धागे चुनता है। वह समझता है कि लोग मेरे विरुद्ध षड्यन्त्र रच रहे हैं या भगवान का प्रकोप मुझ पर ही हो रहा है। रात को डरता है, ऐसा समझता है कि उसने कोई पाप किया है।

**कालीफास**—लज्जाशील होना, लोगों से मिलना-जुलना पसन्द न करना, (अधिक परिश्रम के कारण पैदा हुआ पागलपन)।

**लैकेसिस**—बहुत बातूनी, ईर्ष्यालु, मित्रों और घर वालों के पास बैठना पसन्द न करना, हर समय पूजा-पाठ में लगे रहना, समय बीतता हुआ मालूम न होना, रात को दिन और दिन को रात समझना, अत्यधिक सन्देह करना, स्त्रियों को रजोधर्म बन्द होने के दिनों में रोग का पैदा होना।

**लाइकोपोडियम**—उदासी, अकेला रहने में डर,आत्मविश्वास की कमी, जल्दी-जल्दी भोजन खाना, शंकित रहना, बिखरे हुए ख्यालात, कभी रोना, कभी हंसना, अपने को रोगी समझना और यह समझना कि मैं एक ही समय में दोनों स्थानों पर हूं।

**नैट्रम म्योर**—रंज, गम, भय या गुस्से के कारण पैदा हुआ पागलपन। रोगी अकेला रहना चाहता है ताकि रो सके। किसी का भरोसा करने में उसे बहुत डर लगता है, चिड़चिड़ापन, निराशा, थोड़ी-सी बात पर ही नाराज हो जाना। खिन्नचित्त, सांत्वना बुरी लगना।

**मैंडोह्लीनम**—समय बहुत धीरे-धीरे बीतता है, रोगी डरता है कि मैं पागल न हो जाऊं, बात करने से पहले ही रो देता है। आत्महत्या करने का विचार करता है।

**नक्सवोमिका**—समय बिताना कठिन हो जाता है, दूसरों से झगड़ता रहता है, शोर व प्रकाश सहन नहीं कर सकता, छूआ जाना भी बरदाश्त नहीं कर सकता। गुस्सा ज़्यादा आता है। चिड़चिड़ापन।

**फास्फोरस**—कामोन्माद, निर्लज्जताप्रधान पागलपन। नंगा हो जाना, अपने को बहुत बड़ा आदमी समझना। शाम को मूर्तियां दीखें।

**प्लाटीना**—घमंडी, हर किसी को अपने से छोटा समझे। कामोन्माद और आत्महत्या की प्रवृत्ति।

**पल्साटीला**—हर समय अपनी व दूसरों की मुक्ति के लिए प्रार्थना करना व ज़रा-सी बात में रो देना। हाथ जोड़कर ऐसे बैठ जाना जैसे कोई पत्थर की मूर्ति हो, रात को अकेले में अन्धेरे से व भूतों से डरना, सहानुभूति पसन्द करना, स्त्री को पुरुष का व पुरुष को स्त्री का डर रहना। धर्मोन्माद, समझता है कि जो पाप मैंने किया है वह अक्षम्य है। भविष्य की चिन्ता, व्याकुलता, अग्निमांद्य।

**रसटाक्स**—रोगी डरता है कि कोई मुझे ज़हर न दे दे, पानी में डूब मरने की इच्छा, बेचेनी।

**साइलीशिया**—रोगी शिकायत करता है कि उसकी ज़बान पर बाल चिपका हुआ है, बार-बार ज़बान साफ करता है, उसे लगता है कि जैसे चारों तरफ सुइयां बिखरी पड़ी हैं।

**टैरनटूला-हिस्पानिया**—गाना, नाचना, हंसना, मज़ाक करना; सिर

के बालों को नोंचना, जो चीज़ हाथ आए उसे तोड़ देना; कभी हंसना, कभी रोना, दूसरों का गाना-बजाना और मित्रों के पास बैठना उसे अच्छा नहीं लगता। लोमड़ी की-सी चालाकी—चीज़ें चुराकर छिपा लेना।

**ज़िकम मिटेलिकम**—चर्म-रोग या स्राव दब जाने से उत्पन्न रोग। रोगी डरता रहता है कि कोई मुझे गिरफ्तार न कर ले, उत्तर देने से पहले हर सवाल को दुहराता है, शोरगुल अच्छा नहीं लगता।

**थूजा**—रोगी अपने को कांच का बना समझने लगता है। जल्दी-जल्दी बोलना, गाने-बजाने की आवाज़ से रोने व कांपने लगना। रोगी चाहता है कि न कोई उसे छूए और न कोई उसकी तरफ देखे। ऐसे ढंग से बातें करता है जैसे वह किसी दैवी शक्ति के अधीन है।

**बैरंट्रम ऐल्बम**—मूर्ख की तरह बैठे रहना, आस-पास किसी भी चीज़ पर ध्यान न देना। हर समय हंसते रहना। किसी को भी चूम लेना। कोई चीज़ हाथ लग जाए तो उसे काटना या कपड़े फाड़ना। अपना ही मल खा लेना।

**एलुमिना**—ज़ल्दबाजी। समझता है कि सब-कुछ बहुत धीरे-धीरे बीत रहा है। अपना गला काटने या आत्महत्या करने की इच्छा, पर मर जाने के भय से ऐसा न करना। कभी नाराज़ कभी खुश।

**अर्जेण्टम मैट**—जल्दबाजी। समय धीरे-धीरे बीतता है। चिन्ता, व्याकुलता, ऐसा मालूम होता है कि शरीर फैलता जा रहा है।

**बैराइटा कार्ब**—लजीला, अपरिचित व्यक्तियों से मिलना-जुलना नही चाहता। बच्चों-जैसी बातें करना।

**लीलीयमटिग**—रोगी समझता है कि मेरे किसी अंग में ऐसी बीमारी हो गई है जो अच्छी नहीं हो सकेगी। मेरी मुक्ति नहीं हो सकती। जल्द-बाज़ी, शाप देने, मारने और अश्लील बातें सोचने की इच्छा, रोना। सम-झाने-बुझाने से रोग बढ़ना।

**वैरेट्रम विरिड**—ब्लड-प्रेशर बढ़ने अथवा माथे में ज़्यादा खून चढ़ जाने से पागलपन। खामोशी, डाक्टर से बात न करना। शक या डर कि कोई ज़हर न दे दे।

**स्टेफिसेग्रिया**—आत्म-सम्मान को ठेस पहुंचने से उत्पन्न रोग। कुढ़ने वाला रोगी। हाथ की चीज गिरा देना।

**स्पाइजेलिया**—समझता है कि कोई मेरी ओर भाला तान रहा है, सुइयों व तेज धार वाले हथियारों का डर।

**सीपिया**—अकेला रहने से घबराना, दुःखी, प्रियजनों से घृणा, अति मैथुन से उत्पन्न रोग। कष्ट-गाथा सुनाते-सुनाते रो पड़ना।

**क्रोटेलस**—अपने ही घर वालों से घृणा, बकवादीपन, छिप जाने की इच्छा।

**कोनियम**—कामेच्छा के दमन अथवा अतिमैथुन से उत्पन्न हुआ उन्माद। रोगी एकान्त चाहता है।

**कैमोमिला**—चिड़चिड़ापन, क्रोध। क्रोध से उत्पन्न रोग, खाम-खयाली।

**पैलेडियम**—ऐसी इच्छा कि दूसरे मेरी तारीफ करें। जरा-सी बात पर अपमान समझ लेना।

**एम्ब्रिथियम**—एक ही विषय की रट लगाए जाना। पागलों की तरह उसी को बार-बार कहे जाना।

**काफिया**—विशेष अनावश्यक पछतावा; दुःख की अधिकता।

**हायोसाइमस**—शक करना—स्त्री पुरुष या पुरुष स्त्री के सम्बन्ध में शक करे कि इसका सम्बम्ध किसी और स्त्री या पुरुष से है।

होमियोपैथी में मानसिक लक्षणों का बड़ा महत्त्व है और हर दवा के मानसिक लक्षणों का संग्रह भी है। यहां पर जो दवाएं बताई गई हैं उनके अतिरिक्त अन्य दवाओं की भी लक्षणानुसार जरूरत पड़ सकती है।

# 5. शिरोभाग के कुछ रोग

## सिर-दर्द

सिर-दर्द बहुत-से रोगों में होता है और उन्हीं रोगों की चिकित्सा करने पर ठीक भी हो जाता है। जब कोई रोग मालूम न पड़े और केवल सिर-दर्द ही हो, तो भी सावधानी से देखने पर पता चलेगा कि कोई न कोई रोग ज़रूर छिपा हुआ है। उसी रोग की चिकित्सा करनी चाहिए। इसके अतिरिक्त कभी गर्मी, कभी सर्दी, थकान, नींद न आना आदि कारणों से भी सिर-दर्द हो जाता है। सिर-दर्द के लिए निम्नलिखित औषधियों का लक्षणानुसार प्रयोग करना चाहिए।

**बेलाडोना**—आंखें लाल हों, रोशनी बुरी लगे, तेज़ दर्द यकायक शुरू हो और यकायक बन्द भी हो जाए। दाईं तरफ दर्द अधिक, लेटने से दर्द बढ़े।

**एकोनाइट**—पूरे सिर में या आधे सिर में तेज़ दर्द, धूप व ठण्डी हवा से पैदा हुआ दर्द।

**ब्रायोनिया**—हिलने-डुलने से सिर का दर्द बढ़ना, आधे सिर में खास कर दाईं तरफ, पित्त की अधिकता के कारण, पित्त की कै के साथ सिर-दर्द, सिर में चक्कर आना, सिर फट जाने का भाव, ऐसा मालूम हो कि हर चीज़ बाहर निकल आएगी। इस दवा के सिर-दर्द का एक खास लक्षण जो केवल इसी दवा में है, वह यह है कि दर्द सामने की तरफ माथे में शुरू होता है। सुई-सी चुभती है, झटके-से लगते हैं,

दर्द माथे से पीछे की तरफ को जाता है, गुद्दी से होता हुआ कन्धे और पीठ तक फैल जाता है।

**स्पाइजेलिया**—इसका दर्द आम तौर से आधे सिर में बाईं तरफ होता है। सुबह सूर्योदय के साथ शुरू होकर दोपहर तक बढ़ता है। सूर्यास्त के साथ खत्म भी हो जाता है। दर्द सिर के पीछे की तरफ से आगे बाईं आंख तक आ जाता है।

**साइलीशिया**—गर्दन से इसका दर्द शुरू होता है और गुद्दी में होता हुआ माथे तक आ जाता है, प्रायः दाहिनी तरफ ज़्यादा होता है, अमावस्या के दिन व सिर खुला रखने से बढ़ जाता है। गर्म कपड़े से कसकर बांधने या दबाने से आराम मिलता है।

**सैंगूइनेरिया**— दाहिनी तरफ आधे सिर का दर्द। सोने से आराम मिलता है और सूरज के साथ दर्द बढ़ता-घटता है।

**ग्लोनाइन**—धूप व लू लगने से सिर-दर्द, सूरज के साथ दर्द का घटना-बढ़ना, आधे सिर का दर्द, गर्मी बरदाश्त न होना।

**पल्साटीला**—पेट की गड़बड़ी तथा घी से बनी चीज़ें खाने से सिर में दर्द।

**नक्सवोमिका**—कब्ज़ के कारण दर्द, सिर में चक्कर आना, सिर झुकाने से दर्द बढ़ना।

**नैट्रम म्योर**—सूरज के साथ घटने-बढ़ने वाला सिर का दर्द, खास तौर से दाहिनी तरफ।

**फास्फोरिक एसिड**—धातु की दुर्बलता से या अधिक मैथुन के कारण दर्द।

**चायना**—वीर्य-नाश या शरीर से अति खून निकल जाने पर या अन्य प्रकार की कमज़ोरी के कारण सिर-दर्द।

**लैककैनानम**—कभी-कभी ऐसा होता है कि रोगी के बाईं या दाईं तरफ दर्द होता है। वह ठीक होने पर दूसरी तरफ दर्द हो जाता है। आंख में, कनपटी में या आधे सिर में जब दर्द एक दफा एक तरफ और दूसरी दफा दूसरी तरफ हो और यह सिलसिला बाईं-दाईं तरफ का जारी रहे तो इस दवा की 200 एक मात्रा ही से वह दर्द जाता रहता है। कभी-कभी दो या तीन मात्रा देनी पड़ती हैं।

इन दवाओं के अतिरिक्त अन्य भी बहुत-सी दवाएं लक्षणानुसार सिर-दर्द में काम आती हैं—जैसे **आरनिका, मैलिलोटस, जेल्सीमियम, मैगनेशियम फास** आदि-आदि ।

आधे सिर के दर्द में उपर्युक्त दवाओं के अतिरिक्त प्रूनस स्पाइनोजा, प्लेटिना, पल्साटीला, साइलीशिया दाहिनी तरफ के दर्द में और थूजा, लैकेसिस, स्पाइकेलेमन आदि बाईं तरफ के दर्द में उपयोगी सिद्ध हुई हैं ।

## आंख के रोग

**आंख दुखना—फैरमफास**—मामूली आंख दुखने में यह दवा देने से रोग शुरू में ही ठीक हो जाता है । 6 एक्स की 4-5 टिकियां गर्म पानी से दिन में 2-3 बार दें ।

**बेलाडोना**—आंखों में दर्द, आंखों का लाल होना और रोशनी व धूप की गर्मी बरदाश्त न होना ।

**एकोनाइट**—सर्दी के कारण आंख दुखना ।

**मर्ककोर**—आंखें चिपक जाना तथा आंख से बहुत पीप निकलना ।

**एपिसमेल**—सुई गड़ने की तरह आंखों में दर्द, पलकें फूली हुईं, जलन, खुजली, पीप ।

**युफ्रेसिया**—नाक-आंख से बहुत पानी गिरना, दर्द अधिक, आंखें लाल होना, रोशनी बरदाश्त न होना ।

इन दवाओं के अतिरिक्त लक्षणानुसार **पल्साटीला, सल्फर** आदि भी काम में आती हैं । थोड़ी बोरिक एसिड गर्म पानी में डालकर रूई से सेंकना और युफ्रेसिया Q गुलाब-जल में 1 व 10 के अनुपात में मिलाकर आंख में डालना लाभकारी है । पीली मिट्टी को भिगोकर कनपटी पर लगाना या रात को सोते वक्त आंख पर लगाकर पट्टी बांध कर सो जाना भी लाभकारी है । त्रिफला मिट्टी के बरतन में रात को भिगो दें, सुबह छानकर आंखें धोएं, उसी में फिर पानी भर दें, इस तरह रोज आंखें धोएं ।

## रतौंधी और दिनौंधी

**फाइजोइस्टिग्मा**—सूर्यास्त से सूर्योदय तक बिल्कुल न देख सकना ।

यह इस रोग की खास दवा है। वैसे **नक्सवोमिका** और **फास्फोरिक एसिड** भी इस रोग में आते हैं। यह रोग विटामिन ए और बी की कमी के कारण होता है। इसीलिए हरे साग, मक्खन आदि खाने से अधिक लाभ होता है। रतौंधी के विपरीत बहुत-से लोगों को दिन की तेज़ रोशनी में दिखाई नहीं देता। **बौथरोपस** इस रोग की प्रधान दवा है।

### आंशिक अंधापन

**औरममेट**—किसी चीज़ का केवल ऊपरी भाग ही दिखाई दे, नीचे का भाग न दिखाई दे।

**लिथियम कार्ब** या **लाइकोपोडियम**—किसी चीज़ का केवल दाहिना भाग या आधा दिखाई न दे।

**लाइको**—केवल बायां आधा दिखाई दे।

नीचे या ऊपर का आधा भाग दिखाई न देने में **कैलकेरिया कार्ब, नैट्रम म्योर, सीपिया** आदि भी काम में आती हैं।

### अंजनहारी

आंख की पलकों के ऊपर या नीचे फुंसी होने को अंजनहारी या गोहारी कहते हैं।

**पल्साटीला, हिपर सल्फर, स्टेफिसेग्रिया, मरकूरियस, सल्फर कास्टिकम, एलुमिना** ऊपर की पलकों पर फायदा करती है।

**एस्टीरियस, फास्फोरस और रसटाक्स**—नीचे की पलक पर फुन्सी होने पर काम में आती हैं।

**लाइको** या **स्टैनम**—कान में फुन्सी होने पर दी जाती है।

**हीपर**—पीप बहने पर दिया जाता है।

**मर्कसोल**—बार-बार अंजनहारी निकलने पर दिया जाता है। इससे बार-बार अंजनहारी का निकलना बंद हो जाता है।

### मोतियाबिन्द या कैटेरेक्ट

भारत के गर्म जलवायु में यह रोग काफी होता है। आंख की पुतली के पीछे जो लैन्स रहता है वह प्रायः 50 वर्ष की उम्र के बाद धुंधला

पड़ने लगता है और धीरे-धीरे दिखना बन्द हो जाता है। अन्ततः इसका आपरेशन हो जाता है, इसे निकाल देते हैं लेकिन मोटे शीशे का चश्मा लगाने से फिर ठीक दिखने लगता है। अक्सर इसके आपरेशन के लिए कैम्प लगते हैं। मगर रोग शुरू होते ही अगर होमियोपैथिक दवा खाई जाए और डाली जाए तो प्रायः आपरेशन की ज़रूरत नहीं पड़ती। मोतिया ठीक हो जाता है या बढ़ने से रुक जाता है। मोतिया जब शुरू होता है तो साफ दिखाई देना कम हो जाता है। धूप के समय धुंधला दिखता है बल्कि शाम को सूर्यास्त के बाद कुछ अच्छा दिखता है। लन्दन के प्रसिद्ध डा० बर्नेट ने दावा किया है कि उन्होंने मोतिया के कई रोगी केवल दवाओं से ठीक किए हैं।

**सल्फर** 200—या और भी ऊंचे क्रम में हफ्ते में एक दफा या 15-20 दिन में दी जाती है। कुछ डाक्टरों का मत है कि चर्म-रोग दब जाने से या पहले दाईं आंख में, फिर बाईं आंख में मोतिया हो तो यह दवा बड़ी लाभकारी होती है।

**फासफोरस**—धुंधला दिखना, आंखों के आगे काले धब्बे-से दिखना, आंखों के ऊपर हाथ की छाया करने पर अच्छी तरह दिखाई देना। रोशनी के चारों तरफ हरा-हरा चक्कर-सा दिखाई देना। इसमें 200 शक्ति का सप्ताह में एक बार काफी दिनों तक दें। 1000 शक्ति का या और ऊंचे क्रम में देर-देर में दिया जा सकता है।

**कैलकेरिया फ्लोर** 6X—5-5 टिकियां दो दफा दिन में काफी दिनों तक दें।

**कास्टीकम**—आंखें बार-बार मलने को जी चाहे। काले धब्बे दिखाई दें।

**लाइकोपोडियम**—मासिक धर्म बन्द होकर मोतिया हो जाए या बहुत लम्बे बुखार आदि के बाद हो तो।

**नेट्रम म्योर, सीपिया, साइलीशिया, युफ्रेशिया, पल्साटीला** आदि अनेक और दवाएं भी आंख के रोगों में लक्षणानुसार काम आती हैं—उनके लक्षण अच्छी तरह देखकर दी जा सकती हैं। कम से कम 8-10 महीने दवा करते रहना चाहिए।

प्रति दिवस प्रातःकाल ठण्डे पानी से आंखों को धोना लाभकारी है।

एक दवा '**सिनरेरिया मैरीटीमा सक्कस**' दिन में 3-4 दफा दो-दो बूंद आंख में 5-6 महीने तक बराबर डालते रहना चाहिए। यह एक पौधे का अर्क है। दावा किया गया है कि यह दवा डालने से मोतिया रुक जाता है और साल-दो साल डालने से धुल जाता है। यह दवा अमेरिका व जर्मनी से आती है। मगर अब यहां भी बनती है, क्योंकि यह पौधा यहां भी पैदा होता है। विदेशी दवा बहुत मंहगी पड़ती है। अपने देश की बनी दवा भी उतना ही लाभ करती है।

## दृष्टि-शक्ति

एकाएक कभी-कभी कम दिखाई देने लगता है। बहुत धूप में देखते रहने, तेज़ चमकीले पदार्थों को देखने, नशा करने, सर्दी लग जाने, पसीना रुक जाने, मासिक धर्म रुक जाने आदि से ऐसा हो जाता है। अधिक खून निकल जाने से दृष्टि क्षीण हो तो **चायना** 6 या 30 एक-दो खुराक रोज़ दें। **फासफोरस** भी इसमें उपकारी है। नशे के कारण रोग होने से **नक्स-वोमिका** देना चाहिए। **नक्सवोमिका** 6 या 30 अधिक लाभकारी है। बाज़ वक्त सिर में अधिक खून जाने से भी दृष्टि क्षीण हो जाती है, इस दशा में **बेलोडोना** लाभकारी है। मासिक धर्म रुक जाने से हो तो **पल्सा-टीला** फायदा पहुंचाता है। धूप से बचने के लिए काला चश्मा लगाना अच्छा है। तेज़ धूप दृष्टि-शक्ति को क्षीण करती है।

## टेढ़ा देखना

**एल्युमीना**—किसी भी आंख से टेढ़ा या डेरा देखना।

**स्पाइजेलिया**—पेट में कीड़ों के कारण डेरा देखने में। **सिना** भी इसमें उपयोगी है। **हायोसाइमस, जेलसीमियम, स्ट्रैमोनियम** आदि दवाएं भी काम में आती हैं।

## आंख के रोहे

आंख की पलकों में कुछ दाने-दाने से हो जाते हैं, ज़्यादातर ऊपर की पलक के अन्दर होते हैं। आंखें रड़कती हैं। ज़्यादा दिन तक रोहे रहने से पुतली पर रगड़ लगने से धुंधला दिखाई देने लगता है। अक्सर यह

बीमारी देश के गर्म भागों में, गर्म मौसम में होती है और काफी परेशान करती है।

**युफ्रेशिया**—आंख से पानी ज़्यादा आए, गाढ़ी गीध आए, तो यह दवा 6 या 30 में दिन में एक-दो दफा दें और इसके मदर टिंचर की 20 बूंद एक औंस गुलाब-जल में मिलाकर दो-दो बूंद आंखों में दिन में दो-तीन बार डालें। नीम के पत्ते उबालकर उस गर्म पानी से सेंक करने से भी लाभ होता है।

**अर्जेण्टम नाइट्रिकम**—आंखें रड़कें तो दिन में दो दफा दें।

**आरम**--रोशनी बुरी लगे, धुंधला दिखाई दे, आंख में गर्म पानी भर जाए।

**नेट्रम म्योर**—इस रोग की उत्तम दवा है। पानी बहुत बहे। गर्मी से, धूप से रोग बढ़े।

**पल्साटीला**—हवा लगने से राहत, शाम को रोग बढ़े, आंखों में आंसू भरे रहें।

**थूजा**—जब रोहे बढ़े हों तो यह दवा अधिक उपयोगी है।

धूप, धुआं व धूल से बचना ज़रूरी है। काला चश्मा लगाना लाभकारी है। त्रिफला रात को भिगोकर सवेरे उसके ठण्डे पानी से आंखें धोना बहुत लाभकारी है। 3-4 बादाम रात को भिगोकर सुबह छीलकर उनमें उतनी ही काली मिर्च मिलाकर पीसकर दूध में मिलाकर पीना आंख के सब रोगों के लिए उपयोगी है।

## आंख का नासूर

आंखों के नाक की तरफ के कोने से एक नाली नाक के अन्दर जाती है, इसमें से आंसू बहते हैं और नाक में चले जाते हैं। इस नाली में कभी-कभी नासूर हो जाता है और मवाद पड़ जाता है। पीब बहने लगती है। कई दफा आपरेशन करने पर भी यह नासूर ठीक नहीं होता। **साइलीशिया** 200-1000 प्रति सप्ताह या 15-15 दिन बाद देने से आशातीत लाभ होता है।

**फ्लोरिक एसिड** भी इस रोग की उत्तम दवा है। 30 से 200 या 1000 तक दी जा सकती है। कैलकेरिया कार्ब, हीपर, नेट्रम म्योर, पैट्रोलियम, पल्साटीला और सल्फर लक्षणानुसार देने की कई दफा ज़रूरत पड़ सकती है।

## कान के रोग—कान में दर्द

सर्दी लगने, कान में सूजन हो जाने, चर्मरोग दब जाने, चोट लगने, कान में अधिक मैल हो जाने या कान में फुन्सी हो जाने आदि कारणों से कान में टपकन का-सा दर्द या सुई बिंधने का-सा दर्द हो जाता है। कभी-कभी कान की सूजन बढ़कर उसमें पीब भी पड़ जाता है। पीब पड़ने पर दर्द तो कम हो जाता है मगर कान बहने लग जाता है।

निम्नलिखित दवाएं लक्षणानुसार कान के रोगों में काम आती हैं—

**एकोनाइट**—प्रदाह की पहली अवस्था में सर्दी लगने व ठण्ड लगने से दर्द।

**बेलाडोना**—यकायक दर्द शुरू हो जाए और साथ ही सिर में भी तेज दर्द हो। कान में फुन्सी हो और लाल सूजन भी हो।

**पल्साटीला**—नोचने या तीर-से लगने की तरह का दर्द हो। बच्चे को खसरे के बाद दर्द होना, सर्दी लगने से दर्द।

**एपिस**—डंक मारने की तरह दर्द।

**मरक्यूरियस**—चेचक के बाद कान में दर्द, दर्द दांत तक फैल जाए और रात को गर्म बिस्तर पर सोने से बढ़े, पीब पड़ जाए।

**कैमोमिला**—कान के साथ-साथ दांत में भी दर्द। बच्चों के दांत निकलने के समय दर्द।

**आरनिका**—कान में चोट लगने की वजह से दर्द।

**साइलीशिया**—कान में पीब व फोड़ा-फुन्सी।

**हिपर**—पीब पड़ जाने या फुन्सी के पक जाने पर दर्द।

गर्म पानी में **प्लान्टैगो** मिलाकर कान को धो देना चाहिए। **बेलाडोना** Q की 8-9 बूंदें ग्लीसरीन में मिलाकर कान को पोंछकर 2-3 बूंदें डालकर रूई से बन्द कर देना चाहिए। **पल्साटीला** Q या साधारण तेल कान में डालने से दर्द कम हो जाता है। पुराने कान बहने में **साइलीशिया** व **हिपर सल्फर** के उच्च क्रमों से बड़ा फायदा होता है। **टेलूरियम** पुराने कान बहने की अच्छी दवा है। **नाइट्रिक एसिड, कैलकेरिया कार्ब** व **मर्कसोल** भी पुराने कान बहने में काम आती हैं। कान में पीब के कारण बदबू हो जाए तो कार्बोलिक एसिड का लोशन निम्न प्रकार बनाकर दो-चार बूंदें कान में डालते रहना चाहिए—

लोशन बनाने की विधि—

कार्बोलिक एसिड—एक ड्राम, ग्लीसरीन—एक औंस, डिस्टिल्ड वाटर या भाप का पानी—पांच औंस।

कान में ज़्यादा पिचकारी लगाना भी ठीक नहीं होता। रात को सोते समय बोरिक एसिड 5-6 ग्रेन कान में फूक से डालना चाहिए और सुबह केवल गर्म पानी से कान को धोना चाहिए।

## बहरापन या कम सुनाई देना

जो लोग जन्म से गूंगे-बहरे होते हैं, उनका इलाज दवाओं से नहीं हो सकता; लेकिन जो लोग शारीरिक दुर्बलता व स्नायु की गड़बड़ी के कारण बहरे हो जाते हैं या कम सुनने लगते हैं, वे दवाओं से ठीक हो जाते हैं।

**फास्फोरस**—सभी प्रकार के बहरेपन या कम सुनाई देने में यह दवा उपयोगी है। खास तौर से स्नायु-सम्बन्धी क्रिया की गड़बड़ी के कारण उत्पन्न रोगों में उपयोगी है। इस रोग में कान में अक्सर कुछ आवाज़-सी आती है। बहुत दिनों तक टाइफाइड ज्वर रहने के कारण जो बहरापन हो जाता है, उसमें भी यह उपयोगी है।

**चायना**—शरीर से रस, रक्त आदि निकल जाने पर अथवा बुखार आदि के बाद होनेवाले बहरेपन में यह दवा दी जाती है। इसके साथ **एसिड फास** भी उपयोगी सिद्ध हुई है। लक्षणानुसार ये दवाएं भी दी जाती हैं—**ग्रेफाइटिस, डल्कामारा, सल्फर, साइलीशिया, पल्साटीला आदि।**

## कान में आवाज होना

इस रोग में कान में गुन-गुन, सी-सी, फस-फस जैसी आवाजें होती रहती हैं। ऐसा मालूम होता है कि कान में घंटियां-सी बज रही हों। **एसिड फास, चायना, बेलाडोना, चीनीनम सल्फर, डिजिटेलिस, साइलीशिया, ग्रेफाइटिस** और सब तरह की कान की आवाज़ों में **थियोसिनेमिनम** उषयोगी सिद्ध हुई हैं।

## कान का एग्ज़ीमा

यों तो एग्ज़ीमा शरीर के किसी भी भाग में हो जाता है, मगर कान के बाहर, पीछे व कभी-कभी अन्दर भी यह रोग हो जाता है और बहुत

दिनों तक रहता है। खूब खुजली होती है और कभी-कभी खुजाने के बाद कान पक जाता है, पीब पड़ जाती है। या चिपचिपा-सा पानी निकलता है।

**ग्रेफाइटिस**—सब प्रकार के एग्ज़ीमा में यह अति उत्तम औषधि है।

**रसटाक्स**--छाले-से पड़ जाएं तो यह दवा फायदा करती है। **आर्सेनिक** व **सल्फर** ये दो दवाएं रोग पुराना पड़ने पर दी जाती हैं।

**मैजेरियम**—कान में बार-बार उंगली करने को जी चाहता है और ऐसा मालूम होता है कि ठंडी हवा कान में घुसी जा रही है।

**पेट्रोलियम**—जाड़ों में बढ़नेवाला एग्ज़ीमा। कान में आवाज़ें भी होती हैं और खुजली बहुत होती है। छूने से दर्द होता है।

**सोरिनम**—पुराना एग्ज़ीमा, जो जाड़ों में हो और गर्मी में ठीक हो जाए।

## नाक के रोग—सर्दी-ज़ुकाम

नाक की झिल्ली में खून बढ़ जाने के कारण नाक बहने लगती है, तब हम इसे ज़ुकाम कहते हैं। दरअसल यह केवल नाक का ही रोग नहीं है, इसका असर सारे शरीर पर होता है। सारे शरीर में सर्दी मालूम होती है, बदन दुखता है और हल्का-सा ज्वर भी हो ज़ाता है। हकीम लोग इसे नज़ला कहते हैं। बहुत-से विद्वानों का यह मत है कि यद्यपि ज़ुकाम एक साधारण रोग है मगर यह बहुत-से रोगों की जड़ है और इसकी चिकित्सा सबसे अधिक कठिन है। नाक की झिल्ली का प्रदाह बढ़कर सांस की नलियों और फेफड़ों तक में जा सकता है और तब ब्रौंकाइटिस और न्युमोनिया तक हो जाता है। इसलिए ज़ुकाम की चिकित्सा शुरू में ही हो जाने पर बहुत-से रोगों से शुरू में ही बचा जा सकता है। वैज्ञानिकों का मत है कि सर्दी-ज़ुकाम का कारण कौकस ज़ाति का एक जीवाणु होता है और अन्य छूत के रोगों की तरह ज़ुकाम भी एक-दूसरे को लग जाता है। अनुभव से यह साबित हुआ है कि यद्यपि सर्दी-ज़ुकाम का तत्कालीन कारण ओस में सोना, पसीने में नहा लेना, गीला कपड़ा पहनना, वर्षा में भीगना, सूखी ठंडी हवा लगना या

गर्मी से सर्दी में एकदम चले जाना आदि है, मगर असल कारण पेट की खराबी होती है। यदि पेट साफ रहे, कब्ज न हो और हल्का भोजन किया जाए तो साधारणतः सर्दी नहीं लगेगी और यदि लगकर जुकाम हो भी गया तो साधारण उपचार या दवाओं से वह ठीक हो जाएगा। इसमें होमियोपैथिक चिकित्सा बहुत उपयोगी साबित हुई है।

**स्प्रिट कैम्फर (अर्क कपूर)**—सर्दी की बिल्कुल शुरू की अवस्था में जब शरीर में झुरझुरी-सी लगे, आलस्य आए और कुछ ठंड-सी भी महसूस हो, बदन में अंगड़ाइयां आती हों, तो इसकी दो-तीन बूंद चीनी में डालकर 1-2 घण्टे के अन्तर से 4-5 बार खाने से प्रायः जुकाम नहीं हो पाता और शेष लक्षण मिट जाते हैं। यदि आवश्यकतावश ठंड में जाना पड़े तो कैम्फर की 5-7 बूंदें चीनी में डालकर खा लेनी चाहिए। इससे ठंड न लगेगी। बहुत-से लोग कपूर सूंघने की भी सलाह देते हैं।

**फैरमफास**—शुरू में ही गर्म पानी के साथ दिन में 3-4 दफा लेने से लाभ हो जाता है। 5 टिकिया या विचूर्ण 5 रत्ती के लगभग लें।

**एकोनाइट**—पहली अवस्था में जब बदन टूटे, थोड़ा जाड़ा व ज्वर का असर रहे, गर्म सांस आए, बार-बार छींकें आएं, प्यास भी तेज़ रहे और ओस या सूखी ठंडी हवा लगी हो, तो यह दवा खानी चाहिए। 3 एक्स या 30 क्रम में दें।

**डल्कामारा** 6 या 30—तर बरसाती हवा के कारण सर्दी होने से। इन लक्षणों में **नैट्रम सल्फ** 6 एक्स भी लाभकारी सिद्ध हुआ है।

**नैट्रम म्योर**—आंख व नाक से पतला पानी बहने और सर्दी के समस्त लक्षणों में। 6 एक्स या 30-200 टिकिया गर्म पानी के साथ लें।

**एलियमसीपा**—यह दवा प्याज़ है। अन्य लक्षणों के साथ नाक से बहुत ज़्यादा पानी लगातार बूंद-बूंद करके टपकने और होंठों पर जहां भी पानी लगे वहां खाल उधड़ जाने और जलन होने में। खुली हवा में रोगी को आराम मिलता है।

**जेल्सीमियम**—गर्मी के दिनों में ठंड लग जाने, सर्दी हो जाने, पीठ में जाड़ा लगने, ज्वर, सिर भारी होने और आँखें बन्द रखने को जी चाहे तब देना चाहिए।

**आर्सेनिक**—प्यास, बेचैनी, नाक से पतला, गर्म जलन करने वाला बलगम निकलना, बेहद कमजोरी।

**पल्साटीला**—जुकाम की दूसरी और तीसरी अवस्था में जब बलगम पक जाता है या पीला पड़ जाता है, तब यह दवा बहुत फायदा करती है। गर्म कमरे में या शाम के वक्त रोग बढ़ता है।

**नक्सवोमिका**—एक नाक का बन्द हो जाना, कब्ज़, दिन में नाक से पानी गिरता है लेकिन रात में तथा खुली हवा में नाक बन्द हो जाती है। बच्चों की नाक बन्द हो जाती है। बच्चों की नाक बन्द हो जाने में **सैम्बूकस** भी उत्तम दवा है।

**कालीबाइक्रोम**—यह पकी हुई सर्दी में उपयोगी होती है जबकि बलगम लेसदार होता है और डोरे या सूत की तरह लम्बे तार बन जाते हैं।

**मरक्यूरियस** गले में तकलीफ, नाक में दर्द, पीला बलगम, कभी जाड़ा व कभी गर्मी लगना।

**मर्ककोर**—बहुत छींकें, जलन, स्राव से नाक में घाव तक हो जाते हैं।

**एमोनियम कार्ब**—रात के अन्तिम पहर में खांसी होना, छोटे बच्चों को रात में नाक बन्द होने से कष्ट होता है।

**ब्रायोनिया**—सर्दी नाक से छाती की ओर बढ़ जाए व छाती में सुई बिंधने-सा दर्द हो, खांसी हो, खांसने से तकलीफ हो, खाने-पीने और खुली जगह से बन्द कमरे में आने से खांसी बढ़ ज़ाए, तो यह दवा लेनी चाहिए।

**साइलीशिया**—बहुत पुराना जुकाम पड़ जाने पर जब पीब की तरह बलगम निकले।

जुकाम होने पर हल्का व कम भोजन करना चाहिए, आराम करना चाहिए और गर्म पानी का सेवन करना चाहिए। नमक गर्म पानी में डालकर पांव धोकर अच्छी तरह पोंछ देने चाहिए। नमकीन पानी से गरारे करना व उसे नाक में चढ़ाना भी लाभदायक होता है।

## पीनस

इस रोग में नाक की झिल्ली में ज़ख्म हो जाते हैं। बदबूदार मवाद निकलता है। हड्डी तक गलने लगती है।

**कैडमियम सल्फ** इस रोग की मुख्य दवा है। 3 एक्स विचूर्ण दिन में 2-3 बार लगातार सेवन करना चाहिए।

**औरममिटेलिकम**—पीला बदबूदार पीब निकलना, नाक में गर्मी व दर्द मालूम देना।

**कालीबाइक्रोम**—नाक का बिचला भाग पिचक जाना, पीब भरा या रक्त-मिला मवाद या मांस के धोवन की भांति बदबूदार पानी निकलना।

**एसिड नाइट्रिक**—पारा या पारा-मिली दवाओं के अपव्यवहार के कारण या गर्मी के कारण पीनस रोग का होना।

इन दवाओं के अलावा **सिफलिनम, आर्सेनिक, पल्साटीला** आदि दवाएं भी काम में आती हैं।

## नकसीर

नाक से खून बहने को नकसीर कहते हैं।

**फैरम आयोडियम** इसकी मुख्य दवा है। यह 3 एक्स विचूर्ण में दी जाती है। दिन में 3-4 बार दो-दो रत्ती ज़बान पर डालकर चूसें। ऊपर से पानी थोड़ी देर न पीवें।

**मिलीफोलियम**—इसको देने से सब प्रकार का रक्तस्राव बन्द हो जाता है। मदर टिंचर की 2-2 बूंद दिन में 2-3 बार दें।

**एम्ब्राग्रिशिया**—पित्त प्रकृति वाले रोगों में खास तौर से उपयोगी साबित हुई है।

**हेमामेलिस**—काला तथा जमा हुआ खून निकलने पर यह दवा उपयोगी साबित हुई है। मदर टिंचर की दो बूंदें एक दफा में दें। 30-200 भी काम आता है।

**आरनिका**—चोट के कारण रोग होना।

**ट्रिलियम** – जब गहरा सुर्ख गाढ़ा-गाढ़ा खून निकले तो इसका मदर टिंचर खून निकलने की जगह लगाने से खून निकलना बन्द हो जाता है। यह निम्न क्रम में बहुत उपयोगी सिद्ध हुआ है। 2-3 दफा दिन में दें।

**चायना**—दुर्बलता के कारण रक्तस्राव होना अथवा रक्तस्राव के कारण दुर्बलता में।

**वाइपेरा**—बहुत पुराने रोगों में उपयोगी सिद्ध हुआ है। ऊंचे क्रम में दें।

इन दवाओं के अलावा **फैरम पिक्रीकम 3 एक्स, सल्फर, लैकेसिस, नक्सवोमिका** आदि दवाएं भी उपयोगी हैं।

## नाक में गोश्त का बढ़ जाना

इसे बदगोश्त भी कहते हैं। प्रायः एक नथुने में बढ़ता है। इधर-उधर हिलता है, चिकना और नरम होता है और कभी-कभी इसमें पीब भी पैदा हो जाती है। यदि दोनों नथुनों में हो जाता है तो नाक से सांस लेने में कष्ट होता है और रोगी मुंह से सांस लेने लगता है। इसे काटा जा सकता है, मगर काटने के बाद फिर बढ़ जाया करता है।

**फारमिका रुफा 1 एक्स**—इस रोग की यह अति उत्तम दवा है। कुछ दिन बराबर खाने से आशातीत लाभ होता है। दिन में दो दफा विचूर्ण दें।

**थूजा**—यह भी बहुत लाभकारी सिद्ध हुई है। थूजा Q को बदगोश्त पर लगाना चाहिए। खाने को 200 क्रम से सप्ताह में एक बार दें।

**फास्फोरस**—यदि नाक से खून निकले तो यह दवा बहुत उपयोगी होती है। 30 या 200 की मात्रा रोज़ या सप्ताह में एक बार दें।

**सैंगूनेरिया नाइट्रिका 1 एक्स**—विचूर्ण खाई भी जाए और बाहर भी लगाई जाए।

## दांत के रोग

**दांत का दर्द**—ठंड लगने, बदहजमी होने या बादी के कारण दर्द हो जाता है। सबसे पहले **प्लाण्टेगो 3 या 200** खाने को तथा लगाने को देना चाहिए।

प्लाण्टेगो Q में रूई भिगोकर दर्द की जगह रख दें। राल बहने दें। प्लाण्टेगो के अलावा कपूर का अर्क या कपूर ही रूई में लपेटकर दर्द की जगह रखने से दर्द ठीक हो जाता है। पोटेशियम परमेंगनेट (लाल दवा, जो अक्सर कुओं में सफाई के लिए डाली जाती है) कोई 2-2 रत्ती के लगभग एक गिलास गर्म या ताज़ा पानी में डालकर दिन में दो-तीन दफा

कुल्ला करने से दांत के दर्द में लाभ होता है, मसूढ़ों की सूजन मिटती है।

दर्द के समय दांत में ठण्डा पानी लगता हो तो **नक्सवोमिका** 30 की 2-3 मात्रा देने से लाभ हो जाता है। यदि गर्म पानी लगता हो तो **कैमोमिला, ब्रायोनिया या एण्टिम क्रूड** देना चाहिए। यदि ठण्डा पानी लगता हो और दर्द बढ़ता हो तो **मैगनेशिया फास** 6X गर्म जल में दें। यदि ठण्डे पानी से दर्द कम हो तो **पल्साटीला** लाभ करेगा। कुछ अन्य दवाओं के संक्षिप्त लक्षण निम्न प्रकार हैं—

जाड़े के दिनों में ठंडी हवा लगकर यदि दर्द हो तो **एकोनाइट, बेलाडोना** या **नक्सवोमिका** लिया जा सकता है।

**पल्साटीला**—गर्म चीज़ खाने से या गर्मी से दांत में दर्द हो, तो यह दवा इस्तेमाल करनी चाहिए।

**मर्कसोल**—गर्भवती स्त्री के दांत में कीड़ा लगने के कारण दर्द हो या मसूढ़ों में मवाद होने के कारण दांत में दर्द हो।

**क्रियोज़ोट**—खास तौर से कीड़ा लगने से दर्द और दांत गलने लगें।

**स्टैफिसेग्रिया**— ठंड से दर्द बढ़े, दांत काले पड़ जाएं।

**आरनिका**—दांत निकलवाने के बाद यदि दर्द बाकी रहे।

**स्पाइजेलिया**—खास तौर से बाईं तरफ दर्द होना, ठंड में बढ़ना, दर्द का कान व सिर तक पहुंचना।

**नक्सवोमिका**—कॉफी व शराब पीने के कारण दांत में दर्द।

**ब्रायोनिया**—सिगरेट पीने से दर्द बढ़ जाए, दांत लम्बे व ऊपर उठते हुए प्रतीत हों, गर्म चीज़ खाने से दर्द बढ़े।

**मैगनेशिया फास** 6X—गर्म प्रयोग से दर्द घटे तो 5-5 टिकियां गर्म जल में दें।

**नैट्रम म्योर**—दिन को 10-11 बजे से सायं को 4-5 बजे तक दर्द रहे।

**साइलीशिया**—मसूढ़े फूल जाएं व उनमें मवाद पड़े या फोड़ा हो जाए।

**कार्बोवेज**—मसूढ़े दांतों से अलग हो रहे हों, मसूढ़ों से खून ज्यादा जाए। गर्म, ठंडी व नमकीन चीज़ खाने से दर्द बढ़े।

**हैकलालावा**—मसूढ़ों में फोड़ा, जबड़े में सूजन, दांत मुश्किल से

निकलना, दर्द ज़्यादा होना। 3 एक्स या 30 दें।

**एण्टिम क्रूड**—खटाई खाने से दर्द बढ़ना।

**सीपिया**—शाम को 6 से 12 तक दर्द बढ़ना और लेटने से और बढ़ना।

**कैलकेरिया फ्लोर**—दांत पर मैल ज़्यादा हो, कैलशियम की कमी हो, दांत कमज़ोर हों। 6 एक्स की 5-5 टिकियां गर्म पानी से दें।

**हिपर सल्फर**—ठंड से दर्द बढ़ना, दांत की जड़ में दर्द या फोड़ा होना या पीब पड़ना। पहले 3 एक्स दें। पीब निकलने लगे तो 200 देने से ज़ख्म भर जाएगा।

**फास्फोरस**—मसूड़ों से खून बहुत निकलना।

## मसूढ़ों में घाव या फोड़ा

कभी-कभी दांत की जड़ में फोड़ा होकर मसूढ़ों तक आ जाता है और फिर पीब पड़ जाती है। शुरू में इनमें बड़ी तकलीफ होती है। दांत में कोई खराबी नजर नहीं आती और दर्द तड़पाने वाला होता है। कभी-कभी थोड़ा बुखार भी हो जाता है।

**बेलाडोना**—दर्द होते ही फोड़े का संदेह होने पर यह दवा 30 क्रम में दिन में 2-3 दफा दें। इससे फोड़ा बैठ जा सकता है। न बैठे तो फिर—

**मरक्युरीयस बाइबस**—3X या 6X दो-तीन रत्ती विचूर्ण दिन में 3-4 दफा देने से आराम मिलता है।

**हिपर सल्फ**—3X या 6 शुरू में दें। यदि पीब पड़ जाए और फूट निकले तो 200 तक की मात्रा 2-3 दिन में दें।

**कैलकेरिया सल्फ** 6 X—घाव बन जाने पर पीब निकालकर घाव सुखाने व दर्द मिटाने के लिए इस दवा की 5-5 टिकियां गर्म जल में 3-4 दफा दिन में दें।

**साइलीशिया** 6 X या 200—यह दवा पीब को निकालकर घाव को भर देती है। घाव के कारण दांत यदि हिलने लगें तो उसे मजबूत कर देती है। इसमें ठण्डा पानी लगता है। गर्म अच्छा लगता है। लाल दवा के कुल्ले बराबर करवाने चाहिए। सुहागा आंच पर फुलाकर पीस लें, थोड़ा-

सा शहद में मिलाकर मसूढ़ों पर लगाने से लाभ होता है।

## पायरिया

उपर्युक्त घाव जब पुराने पड़ जाते हैं तो उनमें दर्द तो नहीं होता मगर मवाद मसूढ़ों में से निकलता रहता है। यह मवाद पेट के अन्दर जाकर अजीर्ण आदि रोग कर देता है, जो पेट को खराब कर देते हैं। अक्सर लोगों को अपने सारे दांत निकलवा देने पड़ते हैं मगर शुरू से ही सावधानी बरती जाए तो यह रोग बिना दांत निकलवाए ठीक हो सकता है। ब्रुश से टुथपेस्ट करना हानिकारक है। ब्रुश के बजाय आप उंगली से मंजन करें। कड़वा तेल व बारीक पिसा नमक मिलाकर मंजन करने से पायरिया काबू में आ जाता है।

जिन लोगों को सर्दी जल्दी लगती हो ऐसे लोगों का पायरिया **हिपर सल्फ** 3X विचूर्ण शुरू में देने से ठीक हो जाता है। रोग पुराना हो जाए तो यह दवा 200 या 1000 या और ऊंचे क्रम में देर-देर से दी जा सकती है।

दुबले-पतले आदमी के लिए **साइलीशिया** 200-1000 आदि देना चाहिए।

जिनके मसूढ़े बहुत खराब हों और ज्यादा मवाद आता हो, उन्हें **मर्कसोल** 30 या 200 दें।

पारा मिली दवा खाने से पायरिया या दांत खराब हो जाएं तो **एसिड नाइट्रिक** फौरन फायदा करेगा।

**कैलेण्डुला** Q—एक हिस्सा 10 गुना पानी में डालकर कुल्ला करने से पायरिया को लाभ पहुंचता है।

जिनको पायरिया हो, उन्हें मंजन व कुल्ले दिन में कम से कम 3-4 बार करने चाहिए ताकि मवाद अन्दर न जाए।

## दांत में नासूर

किसी जगह दांत के पास या बीच में मवाद पड़ जाता है और वह नासूर बन जाता है तो निम्न दवाएं लें—

**साइलीशिया**—30, 200, 1000 तक रोज़, हफ्ते में एक दफा

या महीने में एक दफा दें। नासूर की उत्तम दवा है।

**फ्लोरिक एसिड**—इसकी खास दवा है। रोग पुराना हो तो ऊंचे क्रम में देर-देर से देना चाहिए।

## दांत का स्नायुशूल

बाज़ वक्त दांत में कोई खराबी न होकर किसी नाड़ी (नर्व) में दर्द हो जाता है। बड़ा तेज़ दर्द होता है और दांत से सारे जबाड़े, कनपटी, गाल व माथे तक फैल जाता है। 'दांत के दर्द' शीर्षक में जो दवाएं लिखी गई हैं वे ही लक्षणानुसार देने से बहुत पुराने-पुराने दर्द अच्छे हो जाते हैं।

## मुखमंडल—मुंह तथा जीभ के रोग

**मुहांसे**—मुखमंडल पर छोटे-छोटे मुहांसे निकल आते हैं। प्राय: 16 से 20 वर्ष की उम्र में, जब यौवन प्रारम्भ होता है, तब ये कीलें निकल आती हैं।

**कालीब्रोम व एस्टीरियस र्‍युबैन्स**—ये दोनों इस रोग की मुख्य दवाएं हैं। दोनों दवाएं 6 क्रम में अच्छा काम करती हैं, कुछ दिन लगातार दें।

**रेडियम ब्रोमाइड**—उपर्युक्त दवाओं से यदि लाभ न हो तो यह दवा देनी चाहिए। 30 क्रम में प्रयोग करें।

**बरबेरिस एक्वीफ़ोलियम**—लड़कियों के लिए यह दवा बहुत उपयोगी सिद्ध हुई है। मदर टिंचर 2 बूंद दिन में दो दफा दें।

**डल्कामारा**—मासिक धर्म से पहले ज़्यादा मुहांसे हो जाना।

**आर्सेनिक आयोडाइड व सल्फर आयोडाइड**—बहुत अधिक मुहांसे हो गए हों और फूटते न हों तो यह दवा लेनी चाहिए। 3 एक्स विचूर्ण दिन में दो या तीन बार दें। दवा ताज़ी लें और इसे ढककर रखें। रोशनी व धूप से दवा खराब हो जाती है।

**बोरैक्स 3 एक्स, एसिड नाइट्रिक, ग्रेफाइटिस** आदि दवाएं भी काम में आती हैं।

## दाढ़ी में खुजली

अक्सर यह कह दिया जाता है कि उस्तरा फल गया है। दाढ़ी के

बालों में बहुत खुजली होती है, कभी-कभी फुंसियां भी हो जाती हैं और मवाद भी निकलने लगता है।

**रसटाक्स**—इस रोग की अति उत्तम दवा है।

**सल्फर**—नाक व आंख के पास भी खुजली हो तो इसे लें।

**ग्रेफाइटिस**—ऐसा लगे कि चेहरे पर मकड़ी का जाला लगा है। एग्ज़ीमा की-सी शक्ल हो जाए व चिपचिपा पानी भी निकले।

**लाइकोपोडियम**—खुजाने के बाद छिलके-से जम जाएं, मुख के कोनों से खून भी निकले।

## अनचाहे बाल

बाज़ वक्त औरतों की दाढ़ी व मूंछों की जगह बाल आ जाते हैं और औरतें इससे बड़ी परेशानी हो जाती हैं। ऐसी दशा में **थूजा** 200 या 1,000 महीने में एक दफा देते रहना चाहिए और **ओलियम जैकोरिस 3एक्स** बाकी दिनों तीन बार प्रतिदिन देकर परीक्षा करनी चाहिए।

## होंठ

**कांडूरेंगो**—होंठों में दरार-सी पड़ जाना या फट जाना या मुँह के किनारों पर ज़ख्म हो जाना। होंठ व मुंह के कैंसर तक के लिए यह बहुत उपयोगी सिद्ध हुई है।

**नैट्रम म्योर**—होंठों का फटना, होंठों में छाले व दरारें होना व खुजली होना। होंठ के कैंसर में **कोनियम, हाइड्रास्टिस, सीपिया व आर्सेनिक** दवाएं प्रयोग में आती हैं।

## मुखमंडल का शनायु-शूल

**एकोनाइट**—दर्द के साथ चेहरे में झनझनाहट भी हो।

**मैजेरियम**—जब खाने के बाद दर्द बढ़े और सेंक से कम हो।

**बेलाडोना**—दाहिनी तरफ दर्द एकदम शुरू होकर एकदम बन्द हो जाए।

**कैमोमिला**—बहुत तेज़ दर्द व साथ ही दांत, कान व गर्दन में भी दर्द हो।

**सिफिलिनम**—रात को बढ़ने वाले दर्द में लें।

## मुखमंडल का पक्षाघात

इसमें मुंह टेढ़ा हो जाता है, बोली भी साफ नहीं निकलती, होंठ एक तरफ को लटक जाते हैं, एक आंख प्राय: झुकी पड़ती है।

**एकोनाइट**—जब ठण्ड के कारण रोग हो तो पहले यह दवा देनी चाहिए।

**कास्टिकम**—ठंडी हवा के कारण दाहिनी तरफ का पक्षाघात।

**ग्रेफाइटिस**—ऐसा लगे कि चेहरे पर मकड़ी का जाला चिपक रहा हो।

**एलुमिना**—ऐसा लगे कि चेहरे पर मकड़ी का जाला अंडे की सफेदी या जमा हुआ खून लगा हो।

**बेलाडोना**—दाहिनी तरफ के लिए और **कैडमियम सल्फ** तथा **सिनेगा** Q बाईं तरफ के लिए उपयोगी है।

## मुंह से पानी आना

मुंह में से बहुत पानी आना अजीर्ण की निशानी होती है। इसमें **मर्कसोल, नैट्रम म्योर, पल्साटीला** आदि दवाएं दी जाती हैं।

## बोलने में कष्ट

**क्यूप्रम मिटेलिकम**—जब गले के आक्षेप के कारण रोगी बोल न सके। यदि ज़बान में ऐंठन के कारण बोला न जाए तो **एग्रीकस व स्ट्रेमोनियम** उपयोगी होता है।

**स्टेनम**—छाती की कमज़ोरी से बोलने में कष्ट हो।

**लैकेसिस**—बिलकुल ही बोली न निकले व ज़बान मुंह से बाहर न आए।

**हायोसाइमस**—डर के कारण बोली बन्द हो जाए।

**कास्टिकम**—स्वरयन्त्र के पक्षाघात के कारण बोली बन्द हो।

**स्ट्रेमोनियम**—हकलाकर बोलना व मुश्किल से शब्द बोलना।

## जीभ में छाले व ज़ख्म

साधारणत: अजीर्ण के कारण जीभ में छाले पड़ जाते हैं। अतः अजीर्ण की चिकित्सा करने पर ही ये ठीक भी हो जाते हैं। सफेद छालों में **बोरेक्स** 6X व लाल छालों में **फेरमफास** 6**एक्स** बहुत अच्छा काम करता है। मुंह से पानी ज़्यादा आए तो **मर्कसोल** देना चाहिए। अगर ज़बान में दरारें-सी पड़ जाएं व ज़ख्म होकर खून निकले तो **एरम ट्राइफाइलम**, ज़बान सूजी हुई हो तो **मरक्यूरियस वाईवास** और अगर कोई गर्म चीज़ डालने से ज़बान सूजे तो **कैन्थरिस**।

अक्सर ज़बान में कैंसर हो जाता है इसके लिए होमियोपैथी में **कालीसाइनाइट, फास्फोरस, औरमम्रिटेलिकम, कांडुरंगो, कोनियम, कैलकेरिया फ्लोर, थूजा, आर्सेनिक, एपिस** आदि दवाएं लक्षणानुसार दी जाती हैं।

ज़बान सफेद हो तो उसे कब्ज़ की निशानी समझिए। किसी भी रोग में गहरी सफेद ज़बान हो तो **एण्टिम क्रूडम व काली म्योर** देना चाहिए। **इपिकाक** में ज़बान लाल रहती है। **आर्सेनिक** में ज़बान खुश्क रहती है।

## टांसिल

आजकल अक्सर बच्चों के गले में गांठें यानी टांसिल बढ़ जाते हैं। आम तौर से डाक्टर लोग टांसिलों को कटवाने की राय दे देते हैं, मगर टांसिल कोई ऐसी चीज नहीं है जो बिना किसी ज़रूरत के भगवान् ने पैदा कर दी हो। यह एक तो चौकीदार का-सा काम करते रहते हैं अर्थात् फेफड़ों को रोगों के आक्रमण से बचाते हैं, दूसरे खून को छानते हैं। सर्दी लगने पर अथवा नज़ला-ज़ुकाम में प्राय: टांसिल फूल जाते हैं, गला दुखने लगता हैं, खाना निगलने में तकलीफ होती है और बुखार भी हो जाता है। कभी-कभी इनमें पीब भी पड़ जाती है और ज़ख्म भी हो जाते हैं। पुरानी अवस्था में दर्द तो कम हो जाता है मगर तकलीफ होती रहती है। होमियोपैथिक दवाओ से बिना ही चीर-फाड़ के **टांसिल** के अनेक रोगी ठीक हो गए हैं। कुछ दवाएं इस प्रकार हैं—

**बेलाडोना**—नये प्रदाह में, खास तौर से दाहिनी तरफ गला सूजा

हुआ व लाल हो, पानी तक निगलने में तकलीफ हो।

**मर्कसोल**—बेलाडोना के बाद इसका नम्बर आता है। मुंह से लार बहुत निकलती हो।

**मरक्यूरियस आयोडेटस रूबरम**—बाईं तरफ का टांसिल बढ़ जाने में यह दवा बहुत उपयोगी है। रात को रोग बढ़ता है, दिन में रोगी ठीक रहता है। 3एक्स विचूर्ण ज़बान पर दो दफा लें।

**मरक्यूरियस आयोडेटस फ्लेवम**—यह दवा दाहिनी तरफ के रोग में उपयोगी है जब कि रोग रात को बढ़े। यह दवा 3एक्स विचूर्ण में दिन में दो-तीन दफा देनी चाहिए। इन दोनों दवाओं को ताज़ा लें, ढककर रखें, धूप व रोशनी से बिगड़ जाती हैं। हवा लेकर थोड़ी देर पानी न पीवें।

**कैलकेरिया फ्लोर** 6एक्स—जब टांसिल कड़े पत्थर से हों।

**कैलकेरिया फास** 6एक्स, **फैरमफास** 6 एक्स और **काली म्योर एक्स**—ये तीनों दवाएं लक्षणानुसार टांसिलों में फायदा करती हैं। इन तीनों को मिलाकर भी दिया जा सकता है। इन तीनों की मिली हुई टिकिया कम्बीनेशन नं॰ 10 के नाम से मिलती हैं। 3-4 टिकियां दिन में दो-तीन दफा, मुंह में रखकर चूसें या गर्म पानी से दें।

**ल्यूटीनम**—कुछ पुराने रोगियों को इस दवा की 200 या 1000 की खुराक बीच-बीच में देने से लाभ होता है।

**एग्रेफिस न्युटान्स** Q—जब टांसिलों के साथ एडीनाइड ग्रन्थियां बढ़ जाएं तो यह दवा 2 बूंद दिन में 2-3 बार देनी चाहिए। एडीनायड हो जाने से नाक बन्द हो जाती है, और बच्चा मुंह से सांस लेता है, रात को मुंह खोलकर सोता है। 3 या 6 क्रम में भी दी जा सकती है।

इन दवाओं के अतिरिक्त **ट्यूबरकुलीनम**, पुराने रोगों में सप्ताह में एक दफा देने से लाभ होता है। **सल्फर, कैलकेरिया कार्ब, थूजा, काली म्योर, बैसेलिनम, हिपर सल्फर** आदि दवाएं भी इस रोग में काम आती हैं। खटाई व बर्फ इसके रोगी के लिए बहुत ही हानिकारक हैं। गर्म पानी में नमक मिलाकर कुल्ला करने से लाभ होता है।

# 6. श्वास-यंत्र, छाती व फेफड़े के रोग

### स्वरयंत्र का रोग—गला बैठना

गले के पास की नाली के ऊपर स्वरयंत्र हैं, जिनमें हवा टकराने से हम बोल पाते हैं। इसमें सर्दी आदि लग जाने, बहुत ज़ोर से बोलने, हवा बदलने आदि से प्रदाह हो जाता है, गले में दर्द होता है और आवाज़ भी बैठ जाती है।

**एकोनाइट**—सूखी ठंडी हवा लग जाने से प्रदाह हो जाना। सूखी खांसी होना।

**बेलाडोना**—चेहरा लाल, तेज़ बुखार, कुत्ता भौंकने की-सी खांसी में।

**स्पोंजिया**—एकोनाइट के बाद यह दवा बहुत काम करती है। आवाज़ बैठ जाने, सांस की नली में बहुत दर्द होने में।

**चैनोपोडियम**—स्वरलोप, आवाज़ बिलकुल बंद हो जाने में।

**हिपर सल्फ**—गीली खांसी व गले की आवाज़ खराब होने में। सर्दी में रोग बढ़ता है व गर्मी में कम होता है।

**लैकेसिस**—गर्म पानी पीने से तकलीफ बढ़ती है, गले का बटन खोलना चाहता है।

**कालीबाइक्रोम**—जब गले से गाढ़ा लेसदार बलगम निकले।

**कास्टिकम**—आवाज़ बैठ जाए व खांसने से पेशाब निकल जाए।

**क्यूप्रम मिटेलिकम**—गला ऐंठे, सांस रुके, चेहरा पीला पड़ जाए, मुट्ठी बन्द हो जाएं।

**फैरम पिक्रीकम**—सभा में भाषण देने से गला बैठ जाने में इस दवा की 3एक्स विचूर्ण की 3-4 खुराक लेनी चाहिए। तुरन्त लाभ होता है।

पुराने रोग में **कास्टिकम, आरनिका, आरजेण्टम मिटेलिकम, सिलिनियम** आदि दवाएं ऊंचे क्रम में उपयोगी हैं।

## वायुनली-प्रदाह (ब्रौंकाइटिस)

फेफड़े में हवा जाने की जो नालियां हैं उनके अन्दर की झिल्ली में ठंड लगने, पसीना रुकने आदि से प्रदाह हो जाता है। तेज़ बुखार, सांस लेने में तकलीफ, खांसी हो जाती है। कभी-कभी रोग भयानक रूप भी धारण कर लेता है। खास कर बच्चों को बहुत कष्ट देता है। आम भाषा में इसे 'पसली चलना' कहते हैं।

**एकोनाइट**—शुरू-शुरू में देने योग्य यह बहुत ही अच्छी दवा है। रोग के लक्षण प्रकट होते ही यह दवा दे दी जाए, तो रोग रुक जाता है।

**बेलाडोना**—सूखी खांसी, तेज़ बुखार, आंखें लाल, सिर में दर्द।

**एण्टिमटार्ट**—गला घर्-घर् करता है, छाती में बलगम जमा हो जाता है। बूढ़ों व बच्चों के लिए विशेष उपयोगी। 3एक्स विचूर्ण या 6 क्रम में प्रायः देना चाहिए।

**ब्रायोनिया**—कष्ट देनेवाली सूखी खांसी, दर्द के कारण खांसते-खांसते रोगी अपनी छाती दबाता है, कभी-कभी खून मिला बलगम निकलता है, बाहर से अन्दर कमरे में आते हुए खांसी होती है, हिलने डुलने से रोग बढ़ता है।

**कालीबाइक्रोम**—बहुत देर खांसने से गोंद की तरह तारदार बलगम निकलता है।

**फास्फोरस**—बच्चों के रोग में खास तौर से फायदा करती है। बलगम का स्वाद मीठा होता है। ठण्ड में आने से खांसी होती है। रोगी से बाईं तरफ नहीं लेटा जाता। इसकी 30 क्रम में दिन-भर में एक मात्रा काफी है।

**लाइकोपोडियम**—एण्टिमटार्ट काम न करे तो यह दवा उपयोगी सिद्ध हुई है। खास तौर से दाईं तरफ के फेफड़े में ज़ोर होने पर नथुने फूलते हैं।

**हिपर सल्फर**—सर्दी से रोग बढ़ने, ज़्यादा पीला बलगम निकलने, रोग पुराना पड़ जाने पर **सल्फर**, **बैसेलिनम**, **ट्यूबरकुलीनम** आदि दवाएं विशेष काम देती हैं।

## प्लुरिसी

फेफड़ों को ऊपर से ढकने वाली झिल्ली को ही प्लूरा कहते हैं। उसी झिल्ली में जब प्रदाह हो जाता है तो बुखार, खांसी, छाती में दर्द आदि लक्षण पैदा हो जाते हैं। कभी-कभी झिल्ली व फेफड़ों के बीच पानी भर जाता है। इस रोग में दर्द बहुत अधिक होता है।

**एकोनाइट**—रोग की पहली अवस्था में बहुत उपयोगी है।

**ब्रायोनिया**—इस रोग की मुख्य दवा है। छाती में जलन, सुई चुभने-जैसा दर्द, ज़रा हिलने-डुलने व लम्बा सांस लेने से दर्द बढ़ जाता है। प्यास, सूखी खांसी, कब्ज़।

**एपिस मेल**—जब पानी पड़ जाता है और सांस लेने में बड़ा कष्ट होता है। छाती की बांई तरफ डंक मारने जैसा दर्द होता है, बाईं करवट सोने पर दर्द बढ़ता है।

**रैननकूलस बल्वोसस**—यह इस रोग की मुख्य दवा है। जब पानी पड़ जाए और झिल्ली आपस में चिपक जाएं तब यह दवा लें।

**आर्सेनिक**—रोग पुराना हो जाने पर तेज़ प्यास, बेचैनी, सांस लेने में तकलीफ, बेहद कमजोरी में **कैन्थैरिस**, **कार्बोवेज**, **कालीबाइक्रोम**, **कालीकार्ब**, **फास्फोरस** आदि दवाएं भी उपयोगी हैं। पुराने रोग में **साइलीशिया**, **सल्फर**, **आरनिका** आदि उपयोगी सिद्ध हुई हैं।

## न्युमोनिया

फेफड़े में प्रदाह हो जाने को न्युमोनिया कहते हैं। दोनों फेफड़ों में सूजन हो जाए तो उसे हम डबल न्युमोनिया कहते हैं। शुरू में ठण्ड आदि लगने से फेफड़े में सूजन आदि होती है और सांस लेने में तकलीफ होती है। प्यास आदि के लक्षण उत्पन्न हो जाते हैं। दूसरी अवस्था में बलगम बन जाता है और वह सारे फेफड़े में फैल जाता है, फिर पतला होकर धीरे-धीरे निकलने लगता है। तीसरी अवस्था में यह बलगम निकलकर

**फेफड़े** साफ होने लगते हैं। रोग ठीक हो जाता है। यदि रोग भयंकर हो तो फेफड़े साफ न होकर फेफड़ों में बलगम बढ़ जाता है। हाथ-पैर ठण्डे हो जाते हैं और रोगी की मृत्यु तक हो जाती है।

इस रोग में डाक्टर को दिखाकर ही रोगी की चिकित्सा करनी चाहिए। फिर भी निम्नलिखित दवाएं इसमें उपयोगी सिद्ध हुई हैं।

**एकोनाइट**—पहली अवस्था में।

**फास्फोरस**—रोगी बाईं तरफ न लेट सके। सुर्ख खून मिला बलगम निकले।

**हिपर सल्फर**—पुराने रोग में।

**ब्रायोनिया**—जब प्लुरिसी के साथ यह रोग हो। सूखी खांसी, तेज़ प्यास, सूई चुभने का-सा दर्द।

**लाइकोपोडियम**—दाहिनी तरफ का न्युमोनिया अन्तिम अवस्था में, सांस के साथ दोनों नथुनों का फूलना।

**एण्टिमटार्ट**— घर्-घर् बलगम का बोलना, शरीर का ताप कम होना, ठंडा पसीना।

**वैरेट्रम विरिड**— पहली अवस्था में जब फेफड़ों में खून जमा हो, बेचैनी व घबराहट हो।

इन दवाओं के अतिरिक्त **सल्फर, आयोडियम, बैसेलिनम, आर्सेनिक, चेलीडोनियम** आदि दवाएं भी काम में आती हैं।

## दमा

फेफड़े में जो हवा की नलियां होती हैं, उनके चारों ओर छोटी-छोटी मांसपेशियां होती हैं। इन पेशियों में ऐंठन या अकड़न होने की वजह से सांस लेने में कष्ट होता है। इसी को दमा कहते हैं। दमा भयंकर रोग नहीं है, इनसे किसी की मृत्यु होती नहीं देखी गई, मगर इसमें कष्ट बहुत होता है। खांसी होती है, सांस कष्ट से लिया जाता है। रोगी से लेटा नहीं जाता, चला नहीं जाता। छाती में खिंचाव होता है, बलगम बड़ी तकलीफ के साथ निकलता है। दमे के रोगी आमतौर से दीर्घजीवी होते हैं। जिस वक्त दमे का दौरा उठता है उस समय के लिए निम्नलिखित दवाएं उपयोगी सिद्ध हुई हैं—

**एकोनाइट, इपिकाक 1 एक्स, लोबेलिया Q, क्यूप्रम 30, नेट्रम सल्फ, एस्पिडोस्पर्मा Q, सनेगा Q, मैगनेशिया फास 3 एक्स, विचूर्ण या टिकियां**—इन दवाओं को प्रायः गर्म पानी के साथ देना चाहिए। **सनेगा की तो** 5 बूंद की एक मात्रा देनी चाहिए। शेष की एक बूंद व चार-पांच ग्रेन से ज़्यादा नहीं देनी चाहिए। रोग की उग्रता के अनुसार दवा एक, दो या तीन घण्टे के अन्तर से देनी चाहिए। कुछ दवाओं के लक्षण नीचे दिए जाते हैं।

**ब्लाटा ओरियंटेलिस**—यह एक हिन्दुस्तानी दवा है और Q या 3 X क्रम में सेवन की जाती है। बहुत से रोगियों को इससे लाभ हो जाता है। खास तौर से वे रोगी, जिन्हें अक्सर मलेरिया से दमा हो जाए, इस दवा से आराम पाते हैं।

**आर्सेनिक**—रात को दमे का ज़ोर होना, खास तौर से आधी रात के बाद रोगी का लेट न सकना, ठंडा पसीना आदि इसके मुख्य लक्षण हैं।

**कार्बोवेज**—रोगी बैठ जाता है और हवा चाहता है।

**इपिकाक** 3 X—कभी-कभी आधे-आधे घण्टे के बाद इसकी खुराक देने से दौरा शान्त हो जाता है।

**एरेलिया**—Q या 6-30 क्रम में एक बूंद दी जाती है। इसका मुख्य लक्षण यह है कि पहली नींद खुलने के बाद लगभग 11-12 बजे सूखी खांसी उठती है और लेटा नहीं जाता, लेटने से खांसी बढ़ती है। रोगी को ऐसा लगता है जैसे गले में कुछ अटका हुआ है। कभी ज़ुकाम, थोड़ा ज्वर, छींकें भी आ जाती हैं।

**नेट्रम म्योर, नेट्रम सल्फ, मैगनेशिया फ़ास और काली फास**—ये चारों दवाएं 6 एक्स विचूर्ण या टिकियों में 5-5 टिकियां गर्म पानी में डालकर पीने से दौरे में राहत मिलती है। दौरे के वक्त इनमें से एक या ये चारों मिलाकर भी दी जा सकती हैं। गर्म-गर्म ही इनका घोल एक-एक घूंट पीना चाहिए। तेज दौरे में आधा-आधा घण्टे बाद दे सकते हैं।

**एरियोडिक्टियन** Q—पुराने रोगियों में दौरे के वक्त इस दवा की 5 से 20 बूंद तक मदर टिंचर घण्टे-दो घण्टे के अन्तर से देने से दौरा शान्त होता है। दौरे के बाद 3 या 6 क्रम में दिन में दो दफा दें। जिस दमे

के रोगी का झुकाव टी० बी० की ओर हो, उसके लिए यह **उत्तम दवा** है। रोगी को रात को पसीना आता है, बलगम निकलने से चैन पड़ता है। अजीर्ण रहता है।

पुराने रोगियों में **बैसेलिनम** या **ट्युबरकुलीनम** की सप्ताह में एक मात्रा खिलाने से लाभ होता है। बीच-बीच में सल्फर भी पुराने रोगों में लाभ पहुंचाता है। **नैट्रम म्योर, काली म्योर, काली कार्ब, काली फास व एरेलिया** आदि दवाओं को भी लक्षणानुसार देना चाहिए।

## खांसी

खांसी एक लक्षण मात्र है। फेफड़े में जो तरह-तरह की बीमारियां हो जाती हैं उनसे या गला खराब हो जाने से खांसी उठती रहती है। इसलिए असल रोग की चिकित्सा करने से ही खांसी ठीक होती है। कुछ दवाओं के खांसी के लक्षण नीचे दिए जाते हैं।

**एकोनाइट**—ठंड लगने से सूखी खांसी, चित लेटने से खांसी का बढ़ना, रात को खांसी का बढ़ना।

**इपिकाक**—बच्चों की काली खांसी, जी मिचलाना, कै हो जाना, गले व छाती में घर्-घर् शब्द होना। 3X या 6 अच्छा काम करती है।

**ब्रायोनिया**—सूखी खांसी, छाती में दर्द, बलगम मुश्किल से निकले, खाने-पीने से, ठंडी जगह से गर्म जगह पर जाने से खांसी का बढ़ना।

**बेलाडोना**—बच्चों को काली खांसी, खांसते-खांसते चेहरा लाल हो जाना और सांस अटकना, गले की खराबी के कारण खांसी, रात में खांसी का बढ़ना।

**कैलकेरिया कार्ब**—पहली नींद के बाद ही खांसी, दिन में पतला बलगम निकलना, बलगम का स्वाद मीठा, बलगम का पीब की तरह होना व पानी में डूब जाना।

**एंटिमटार्ट**—गले में बलगम का घर्-घर् करना, बच्चा बलगम निकाल न सके। दम फूलना।

**एकोनाइट**—शुरू-शुरू की काली खांसी में।

**सल्फर**—पुरानी खांसी में।

**ड्रोसेरा**—काली आक्षेपिक खांसी, रात में सोने पर, हंसने, गाने,

रोने, तम्बाकू पीने से खांसी का बढ़ना। खांसते-खांसते चेहरा लाल हो जाना।

**मैगनेशिया फास**—गर्म पानी वे साथ आक्षेपिक खांसी में यह बहुत उपयोगी सिद्ध हुआ।

**स्पंजिया**—सूखी, कुत्ते की तरह या सीटी बजने की तरह खांसी।

**हिपर सल्फर**—पुरानी खांसी, सर्दी लगने से बढ़ने वाली।

**पल्साटीला**—पीला बलगम निकलना, खुली हवा में खांसी का कम होना।

**फास्फोरस**—नमकीन बलगम कुछ सुर्खी लिए हुए निकले, गर्म से ठंडी जगह जाने पर बलगम निकलना। 30 या 200 की दिन में या सप्ताह में एक मात्रा देना काफी है।

**नक्सवोमिका**—पेट की गड़बड़ी के साथ खांसी।

**कालीबाइक्रोम**—डोरी की तरह लेसदार बलगम निकलना, नींद खुलने पर या भोजन के बाद खांसी का बढ़ना, रात के तीन बजे खांसी बढ़ना।

**काली कार्ब**—रात को 4 बजे के लगभग खांसी का बढ़ना।

**ग्रैफाइटिस**—काली खांसी, खांसने के साथ ही पेशाब व पाखाना निकल पड़े।

**कौकस कैक्टीयाई**—जाड़े में खांसी का बढ़ना, लेकिन ठंडी चीज़ पीने से या ठंड में रहने से कम होना, गर्म कमरे में या गर्म चीज़ खाने से खांसी का बढ़ना।

**ब्रोमियम**—गर्मी में धूल से हुई खांसी का नाशक है, यदाकदा इसकी एक ही खुराक से आशातीत लाभ होता है।

खांसी का लक्षण अनेक दवाओं में है, इसलिए लक्षण-अनुसार कोई भी दवा चुनी जा सकती है। सभी दवाओं का ध्यान रखना होता है।

## टी० बी०

यह बड़ा मनहूस रोग है। टी० बी० का एक कीटाणु होता है, वह सांस के साथ या भोजन के साथ शरीर में प्रवेश करके फेफड़ों पर चिपककर उसका क्षय (गलाना) शुरू कर देता है। इसे ही टी० बी० या

ट्युबरकुलोसिस कहते हैं। यह रोग छूतहारी है। एक रोगी से किसी भी स्वस्थ मनुष्य को लग सकता है। मगर जिनका स्वास्थ्य अच्छा है, खान-पान ठीक है, युक्ताहार-विहार है और जो किसी भी कारण कमजोर नहीं हैं उनको यह रोग नहीं लगता। इसके विपरीत कमज़ोरी में किसी भी क्षय-रोगी के सम्पर्क में आने से लग सकता है। इसीलिए तंग अंधेरी कोठरियों में रहने वालों को, जिनको शुद्ध वायु नहीं मिलती, यह रोग जल्दी लगता है। चिन्ता, हार्दिक दुःख, मानसिक क्लेश, निराशा आदि होने पर इस रोग की सम्भावना अधिक होती है। अधिक मेहनत और दुश्चिन्ताओं से बचना चाहिए। रोज खुली वायु सेवन करने वालों को यह रोग नहीं होता है।

भूख न लगना, सुबह-शाम थोड़ी-थोड़ी खांसी, ज़रा-सी मेहनत करने पर थक जाना इसकी पहली निशानी हैं। फिर हल्का-हल्का ज्वर रहने लगता है, खांसी बढ़ जाती है—बलगम निकलने लगता है और उसमें आगे चलकर खून भी आने लगता है। बुखार धीरे-धीरे बढ़ने लगता है। कभी-कभी शुरू से ही बुखार तेज़ होता है। फेफड़ों में ज़ख्म हो जाते हैं और फेफड़े गल जाते हैं। रात में पसीना आना इस रोग का खास लक्षण है।

पिछले 25-30 वर्षों में इस रोग की चिकित्सा में काफी अनुसंधान हुए हैं। एलोपैथिक डाक्टरों ने कीटाणुनाशक (एण्टीबायोटिक) दवाएं निकाली हैं। जिनमें मुख्य स्ट्रेप्टोमायसीन, आइसोनैक्स और पास आदि हैं। इन दवाओं से कई रोगी ठीक होते देखे गए हैं। शुरू-शुरू में ठीक होमियोपैथिक दवा मिल जाने से भी रोगी अच्छे हो जाते हैं। जब तक ये कीटाणुनाशक दवाएं नहीं निकली थीं तब मैथोडिस्ट ईसाई मत के लोग 'धरती माता' अर्थात् मिट्टी से इस रोग का इलाज करते थे और कई रोगी हमने पूर्ण स्वस्थ होते देखे हैं। वे रोगी को मिट्टी में लपेटते, घास के मैदान में गड्ढा खोदकर रोज़ उल्टा लिटाकर इस गड्ढे में नाक रखकर 15-20 मिनट सांस लिवाते, नंगे पांव फिराते—इन उपायों से रोगी ठीक हो जाते देखे गए। कच्ची प्याज का रस और लहसुन दोनों ही क्षय के कीटाणुओं का नाश करते हैं, ऐसा अनुभवी आचार्यों का मत है। होमियोपैथिक दवाओं के मुख्य लक्षण निम्न प्रकार हैं—

## ट्युबरकुलीनम और बेसीलीनम

ये दोनों दवाएं टी० बी० ग्रस्त फेफड़ों से बनाई गई हैं। गर्म मुल्कों के रोगियों में ट्युबरकुलीनम और तर-सील वाली जगह के रोगियों में बेसीलीनम फायदा करती है। 30 से कम में कभी नहीं दें, बल्कि 200-1000 में ही दें। सप्ताह में एक बार से अधिक न दें, बल्कि ऊंचे क्रम की तो 15 दिन या महीने-दो-महीने में दें।

रोगी को जुकाम जल्दी-जल्दी होना, खांसी, हल्का ज्वर आदि होते ही ये दवा देने से लाभ हो जाता है।

**आर्सेनिक आयोडाइड 3 एक्स विचूर्ण**

यह दवा टी० बी० की सर्वोत्कृष्ट दवा है। रात को पसीना खांसी, शाम को ज्वर, टैम्परेचर के मुकाबले नब्ज तेज़, अर्थात् 99 या 100 ही हो मगर नब्ज़ 100 या 110 या अधिक हो (98.4 बुखार में नाड़ी 72 दफा चलती है, बुखार 100 हो जाए तो नाड़ी 90 या 92 होगी। एक डिग्री बुखार बढ़ने पर नाड़ी 10 या 12 बढ़ती है।) नाड़ी यदि अधिक बढ़ी है तो क्षय रोग की आशंका है। टायफायड में नाड़ी सामान्य से कम बढ़ती है। बेहद कमजोरी, दुर्बलता, दस्त आदि लक्षणों में इस दवा के 3X विचूर्ण को दिन में 3-4 दफा देना चाहिए। ज़बान पर 2-3 रत्ती विचूर्ण डालकर चूस लें। थोड़ी देर पानी न पीवें। बिलकुल खाली पेट पर न लें और दवा की शीशी काले या रंगीन कागज़ में लपेटकर रखें, यह रोशनी से खराब हो जाती है। प्रारम्भिक अवस्थाओं में इस दवा को देने से बहुत से रोगियों को लाभ हुआ है। अमरीका के प्रसिद्ध डाक्टरों ने 21 मुख्य दवाओं का संकेत दिया है जो टी० बी० में उपयोगी सिद्ध हैं। हम इन 21 दवाओं के नाम नीचे देते हैं, इन दवाओं के लक्षणों से मिलाकर ही दवा देनी चाहिए। सिद्धहस्त डाक्टर की सहायता लेना ही ठीक है।

### 21 दवाएं

आयोडीयम, कैलकेरिया आयोड 3 एक्स विचूर्ण, मार्क प्रोटोआयोड 3 विचूर्ण, आर्स आयोडाइड 3 एक्स विचूर्ण, फास्फोरस 30-200, कैलकेरिया फास 12 एक्स विचूर्ण, ट्युबरकुलीनम 200-1000, फैरममेट 30, कैल-

केरिया कार्ब 3, पल्स 3-30, थाइरो 30, सल्फर, 30-1000, हाइड्रास्टिस, नक्स मास्केटा, गैलिक एसिड, एसिड फास, एसिड म्यूर, इरीजियम, इपीकाक, जेरालियम, एसिड नाइट्रिक।

इनके अतिरिक्त और भी दवाएं काम में आती हैं जैसे बुखार में बैप्टीसिया 1 एक्स, फैरमफास 6 एक्स, एकोनाइट, एकीनेसिया Q, पाइरोजेनियम 30—बहुत पसीने में जेवरेण्डी Q, भूख बन्द हो तो जैकशीयाना Q, खून में एकलीफाइंडिका Q, जेरीनियम Q, इपिकाक 30।

रोगी को खुली हवा में रखना बहुत ज़रूरी है। पहाड़ों पर जहां चीड़ के वृक्ष हों, वहां की हवा रोगी के लिए लाभकारी है। पुष्टिकर भोजन जरूरी है। रोग ठीक हो जाने पर बलगम में कीड़ों के नष्ट हो जाने पर भी पथ्य (युक्ताहार-विहार) जरूरी है।

# 7. हृदय रोग

हृदय या दिल शरीर का मुख्य अंग है। इसके रोगी होने से सारा शरीर ही रोगी हो जाता है। यह अंग बड़ा नाज़ुक है। इसके रोग भी बड़े उलझे और विकट होते हैं। इनमें अच्छे डाक्टर को दिखाकर ही इलाज कराना ठीक होता है। दिल के कुछ आम रोगों की दवाएं यहां लिखी जा रही हैं। शुरू-शुरू में ये दवाएं देने से रोग बढ़ेगा नहीं, राहत मिलेगी।

## दिल धड़कना

यों तो शरीर में दिल प्रति मिनिट 72 बार धड़कता है और इस धड़कन से ही खून हमारे शरीर में चक्कर लगाता रहता है। मगर हृदय का कोई रोग हो जाने पर, प्रदाह, खून की कमी, चिन्ता, अधिक मैथुन, वीर्यनाश, शरीर से अधिक मात्रा में खून निकल जाने, भय, शोक, लज्जा, ज्यादा नशा करने आदि से दिल की धड़कन तेज हो जाती है। रोग का मूल कारण दूर करना चाहिए और निम्न दवाओं में से चुनकर दवा देनी चाहिए।

**क्रेटिगस** Q—प्रति खुराक 5 बूंद जल में मिलाकर दिन में 3-4 बार सेवन करने से काफी लाभ होता है।

**आइबेरिस** Q—दिल के लिए यह भी एक खास दवा है। हंसने, खांसने, थोड़े परिश्रम से दिल के धड़कने, धड़कन के साथ चक्कर व गला घुटने, जिगर खराब, दिल की जगह दर्द होने में 2-3 बूंद पानी में डालकर तीन या चार बार सेवन करें।

**एकोनाइट**—ऐसा लगे कि धड़कते-धड़कते दिल बन्द हो जाएगा। भय, घबराहट, बेचैनी, मौत का डर आदि लक्षणों में।

**नेट्रम म्योर**—धड़कन के बीच में नब्ज़ गायब हो जाए, या मानसिक दु:ख-क्लेश के कारण नाड़ी तेज़ हो जाए, तो 200 क्रम की एक मात्रा दें।

**आरनिका**—चोट आदि या दुर्घटना के कारण धड़कन।

**कैक्टस**—ऐसा मालूम हो कि किसी ने दिल को लोहे के शिकंजे में कस रखा है।

**चायना**—वार्य-नाश या रक्तस्राव आदि के कारण उत्पन्न बेहद कमज़ोरी।

इन दवाओं के अलावा **डिजिटेलिस, लैकेसिस, स्पाइजेलिया** आदि दवाओं के लक्षण भी देखने चाहिए।

## दिल का दर्द या हार्ट-ट्रबल

अंग्रेजी में इसे अंजीना कहते हैं। यह दर्द दिल के अन्दर के विकार के कारण नहीं, बल्कि मांस-पेशियों व स्नायु-मण्डल में विकार के कारण होता है। बहुत ज़्यादा बीड़ी-सिगरेट, शराब पीने, बातरोग या मानसिक परेशानियों से भी यह रोग हो जाता है। दिल में एकाएक दर्द उठकर बायें कंधे तक और फिर हाथ तक फैल जाता है। सांस जल्दी-जल्दी चलने लगता है, घबराहट, तेज़ दर्द, ठण्डा पसीना, बेहोशी तक हो जाती है। दर्द के वक्त रूमाल में दो-एक बूंद एमिल नाइट्रेट डालकर सुंघाने से आराम मिलता है।

इस रोग में दर्द के दौरे के समय प्राणान्तक पीड़ा होती है। रोगी घबरा जाता है और दर्द सहन नहीं कर पाता। दौरे के वक्त रोगी को आराम से लिटा दें और आधा कप गर्म पानी में **मैगनेशिया फास** 6 **एक्स** और **काली फास 6एक्स की** 5-5 टिकियां डाल दें, घुल जाने पर एक-एक घूंट करके पिलावें।

मृत्यु का भय हो, घबराहट-बेचैनी अधिक हो तो **एकोनाइट 3एक्स** पन्द्रह-पन्द्रह मिनट या आध-आध घण्टे बाद दें।

**आर्सेनिक—बहुत** बेचैनी, मगर अत्यन्त **कमज़ोरी**, प्यास, गर्मी,

जलन, रोगी को ऐसा लगे कि उसके प्राण निकलने वाले हैं, तो 30 या 200 की एक मात्रा दो घण्टे के अन्तर से दें।

**डिजिटेलिस Q या 30**—दिल बैठा जाए, ऐसा लगे कि अब बन्द हो जायेगा तो 3 एक्स या 30 आधा-आधा घण्टे बाद दें।

**आरम**—नाड़ी तेज़, दर्द से ऐसा लगे कि 2-3 सेकण्ड के लिए दिल की धड़कन बन्द हो गई है।

**कैक्टस 1 एक्स या 30**—ऐसा लगे कि दिल को किसी ने लोहे के पंजे में जकड़ रखा है। बायें कंधे व हाथ तक दर्द।

**स्पाइजेलिया**—बाईं तरफ न लेटा जा सके, तेज़ दर्द, हिलने-डुलने से रोग-वृद्धि, तेज़ धड़कन, कभी-कभी हाथ व पांव तक दर्द जाता है। गर्म पानी से चैन पड़ता है। दाहिनी तरफ लेटने से चैन।

**क्रेटेगस**—5-10 बूंद दिन में दो दफा देते रहने से दिल को शक्ति मिलती है। रोग का आक्रमण रुकता है।

**एसिड हाइड्रो**—जल्दी-जल्दी दौरे पड़ना, बहुत बेचैनी।

दिल में या खून की नालियों में खराबी हो जाने से भी दिल के दौरे पड़ते हैं। दर्द होता है, घबराहट होती है। उनमें भी ये दवाएं काम करती हैं। खास तौर से **स्पाइजेलिया, स्पोंजिया, नाजा** आदि दवाएं बहुत उपयोगी हैं। रोग के निदान के बाद लक्षणानुसार ये दवाएं बहुत लाभ पहुंचाती हैं।

## रक्तचाप (ब्लड-प्रेशर)

आजकल इस रोग की बहुत चर्चा है। ज़रा सिर में दर्द हुआ, नींद नहीं आई तो रोगी डाक्टर के पास जाकर कहते हैं : ज़रा ब्लड-प्रेशर देखिए और डाक्टर भी ब्लड-प्रेशर का नाम लेकर रोगी को भयभीत कर देते हैं। जब भी डाक्टर को घर बुलाइए या उसको दिखाने जाइए तो वह ब्लड-प्रेशर ज़रूर देखेगा। मगर याद रहे कि ब्लड-प्रेशर कोई रोग नहीं है। रोग का लक्षण मात्र है। आम तौर से जब हृदय सिकुड़ता है तो 130-160 तक खून का दबाव और फैलते समय 90 से 120 तक अर्थात् 40 के लगभग कम होता है। छोटी उम्र में कम और बुढ़ापे में ज़रा और ज़्यादा होता है। यदि इससे अधिक हो तो कोई रोग हुआ

है यह समझना चाहिए, आम तौर से दिल के रोग में। मगर वैसे मानसिक क्लेश व चिन्ता से, जिगर व पेट खराब होने से अथवा गुर्दों का काम ठीक न होने से यह रक्तचाप बढ़ता है। सिर में दर्द, सिर का भारी रहना, नींद न आना, परेशानी, घबराहट इसके मुख्य लक्षण हैं। असल रोग की दवा करनें से रक्तचाप अपने आप ठीक हो जाता है। बहुत कमज़ोरी के कारण रक्तचाप कम भी हो जाता है, तब रोगी का उठने-बैठने को जी नहीं चाहता। आलस्य रहता है। रोगी हर समय आराम करना चाहता है।

भोजन कम करना, पानी अधिक पीना, आराम करना, मानसिक चिन्ताओं से दूर रहना, सिर को ठण्डा रखना इस रोग में ज़रूरी है।

**बैराइटा कार्ब** 6-30 इस रोग की मुख्य दवाओं में से है। खासतौर से 50 वर्ष से ऊपर के रोगियों को।

**बैराइटा म्यूर 3एक्स विचूर्ण**—जब ऊपर और नीचे का फर्क 30-40 से बढ़कर 50-60 या अधिक हो। दिन में तीन-चार दफा दें।

**कोनियम** 30-200—सिर हिलाते ही चक्कर, मानसिक श्रम करने को जी न चाहे, पैर कांपना, कलेजा धड़कना। अविवाहित कुमार-कुमारियों के लिए उपयोगी।

**बेलाडोना 3 एक्स**-30—दो-दो घण्टे बाद देने से 2-3 मात्रा के बाद ही सिर-दर्द कम हो जायेगा और नींद आ जाएगी।

**ग्लोनाइन** 30—कनपटियों में दर्द, सिर बड़ा लगना, गर्मी से रोग बढ़ना।

**सैंगुनेरिया**—सिर में दर्द सूरज के साथ घटे बढ़े, गाल लाल, अंधेरे में आराम।

**जैल्सीमियम**—जीभ सूखी, जीभ का कांपना।

**लैकेसिस, इगनेशिया, नैट्रम म्योर, औरममेट** आदि दवाओं का भी अध्ययन करना चाहिए।

## रक्तचाप का गिरना

स्वस्थ शरीर में रक्तचाप 80 अंश 90 अंश नीचे का और 130 अंश 140 अंश तक ऊपर का होना स्वाभाविक है। इससे कम होना भी

रोग है। उधर 160 अंश से ऊपर जाए और उधर 100 अंश से नीचे जाए तो भी आशंकाजनक है। जब कम रक्तचाप हो तब रोगी को सुस्ती, आलस्य, निराशा और घबराहट-सी रहती है।

**लाइकोपोडियम, नैट्रम म्योर, चायना, सीपिया कार्बोवेज** आदि दवाओं को अच्छी तरह देखना चाहिए। मानसिक क्लेश, रंज, भय आदि से दूर रहना चाहिए। **कैक्टस** Q की 5-5 बूंदें घंटे-आधे घण्टे पर देने से गिरा हुआ रक्तचाप सामान्य हो जाता है। इसी तरह **क्रेटेगस** Q भी लाभकारी है। सेब, आंवला, पेठा, गाजर आदि का मुरब्बा या मोतियों की चटनी (खमीरा मरवारीद) गिरे हुए रक्तचाप को ठीक करता है।

दिल के और भी अनेक रोग उलझे हुए से होते हैं। इन सबके लिए डाक्टरों को ही दिखाना चाहिए।

# 8. पेट अथवा पाचन-संस्थान के रोग

## पेट का दर्द

पेट में कई कारणों से दर्द हो सकता है। भारी चीज़ खाने से और उनके ठीक न पचने के कारण पेट में मरोड़ व ऐंठन होने लगती है। वायु के कारण भी पेट में दर्द हो जाता है। हवा का न निकलना, डकार का न आना व पेट का फूल जाना—इसके लक्षण होते हैं। कभी-कभी सर्दी लग जाने से भी पेट में दर्द हो जाता है। पेट में कीड़े व कब्ज़ियत होने से भी दर्द रहता है। इन सब दर्दों का मूल कारण पाचनक्रिया की गड़बड़ी ही है। इसीलिए पेट में दर्द होते ही खाना बन्द कर देना चाहिए और गर्म पानी पीना चाहिए। सर्दी का ख्याल हो तो पेट को सेंकना चाहिए। जब तक दर्द रहे, कुछ नहीं खाना चाहिए। दर्द मिट जाने पर पहले दूध आदि तरल चीजें लेनी चाहिए। फिर भोजन करना चाहिए। लक्षणानुसार निम्नलिखित दवाएं देनी चाहिए।

**मैगनेशिया फास 3 एक्स**—चूर्ण या 5 टिकिया खूब गर्म पानी में घोलकर दर्द की तेज़ी के अनुसार 10-15 मिनट या आधे घण्टे के अन्तर से देते रहें। बहुत से दर्द इसके प्रयोग से थोड़ी देर में ही ठीक हो हो जाते हैं।

**कोलोसिन्थ**—नाभि के चारों ओर तेज़ दर्द, दर्द के मारे रोगी सामने की ओर झुककर दोहरा हो जाता है और दर्द की जगह को हाथ से दबाए रखता है। 30 क्रम में घण्टे या दो घण्टे के अन्तर से दें।

**नक्सवोमिका**—कब्जियत के साथ दर्द ।

**लाइकोपोडियम**—यदि पेट में अफारा हो और शाम को चार बजे के बाद दर्द बढ़े, वीर्य-नाश के कारण अजीर्ण, पेट में गुड़गुड़ी, नीचे से वायु निकलना ।

**कैमोमिला**—नाभि के चारों ओर मरोड़, पतले दस्त, रात में व गर्मी में दर्द का बढ़ना ।

**डायसकोरिया**—नाभि के बीच में दर्द शुरू होकर सारे पेट में फैल जाए । पेट से फिर सारे बदन में यहां तक कि उंगलियों तक में फैल जाए । आगे झुकने से दर्द का बढ़ना व पीछे मुड़ने व टेढ़े होने से दर्द का कम होना ।

**पल्साटीला**—चिकनी तली हुई चीजें ज़्यादा खाने से दर्द होना, पतले दस्त, प्यास का अभाव, जीभ का सूखना, रोगी ज़रा-सी बात में रो पड़े, स्त्रियों को मासिक धर्म के दिनों में दर्द व अजीर्ण ।

**आइरिस वारस**—पेट फूलना, पित्त की कै और मरोड़ लेकर दर्द ।

**वैरेट्रम ऐलबम**—रात में भोजन के बाद पेट फूलकर दर्द होना । पेट में गुड़-गुड़ की आवाज होना ।

## अजीर्ण

इस रोग में भूख नहीं लगती या कम लगती है । खाना हज़म नहीं होता । पेट फूलने लगता है । कभी कब्ज़ हो जाता है, कभी दस्त आ जाते हैं, मुंह में पानी भर जाता है, पेट में मीठा-मीठा दर्द भी होता है, जी मिचलाता है, डकारें आती है, सांस में बदबू हो जाती है । अन्य कई तरह के लक्षण पैदा हो जाते हैं—कभी दिल धड़कने लगता है, पेशाब ज़्यादा आता है, नींद कम हो जाती है, बदन में दर्द होने लगता है । दिमाग परेशान होने लगता है और बुरे-बुरे ख्याल आने लगते हैं । इस रोग का कारण आम तौर से खाने-पीने की खराबी होती है ।

दवा के अतिरिक्त हल्का व्यायाम, खास तौर से सुबह स्वच्छ हवा में घूमना, खाने-पीने का परहेज और वक्त पर थोड़ा खाना भी जरूरी है । थोड़े दिनों के लिए खाना बन्द करके केवल दूध, दही या फलों पर ही रहा जाए

तो इस रोग में आशातीत लाभ होता है। अजीर्ण के रोगी को घी या अन्य चिकनाई खाना बंदकर देना चाहिए। लक्षणानुसार निम्नलिखित दवाओं का प्रयोग भी करना चाहिए।

**नक्सवोमिका**—सुबह एक दफा में पाखाना साफ नहीं होना, कई दफा पाखाने जाना, सुबह के वक्त तबीयत गिरी रहना, खाने के बाद आलस्य, शराब पीने या बहुत खाने से होनेवाले अजीर्ण रोगों में यह दवा काफी फायदा करती है। **नक्सवोमिका** रात को सोते वक्त देने से ज़्यादा फायदा करती है। कुछ डाक्टरों का मत है कि पुराने अजीर्ण रोग में सुबह उठते ही **सल्फर** 30 की एक खुराक और रात को सोते समय **नक्सवोमिका** 30 की एक खुराक कुछ समय तक देने से आशातीत लाभ होता है। बहुत बैठे रहने, अधिक तम्बाकू-सेवन, दस्त की दवाएं खाने, शराब आदि पीने से उत्पन्न अजीर्ण में यह खास तौर से लाभकारी है।

**पल्साटीला**—मुंह का स्वाद नमकीन, आइसक्रीम या घी में पकाई चीजें खाने से अजीर्ण रोग, प्यास कम।

**नेट्रम म्योर**—नमक खाने की प्रबल इच्छा, खून की कमी। आलू और मैदे की चीज़ें खाने से अजीर्ण। अधिक विषय-भोग के कारण अजीर्ण। दिन में 11 से 5 के बीच दर्द, जी मिचलाना, सर्दी लगना, कलेजे में जलन।

**सल्फर**—क़ब्ज़, बवासीर, पुराना अजीर्ण, रात को भूख लगना।

**आर्सेनिक**—बर्फ या कुल्फी, आइसक्रीम खाने से अजीर्ण, प्यास अधिक।

**लाइकोपोडियम**—नीचे की ओर से वायु का निकलना, वीर्यनाश के कारण अजीर्ण, पेट फूलना शाम को चार बजे रोग बढ़ना।

**एबिस निगरा**—खाने के तुरन्त बाद पेट में दर्द, बूढ़े लोगों के अजीर्ण में।

**कार्बोवेज**—ऊपर की ओर से वायु निकलना, डकारें आना, हाथ-पैर ठंडे होना, छाती में दर्द।

**कैलकेरिया कार्ब**—पुराना अजीर्ण, खट्टी डकारें। **पल्साटीला** के बाद यह अच्छा काम करती है। शरीर मोटा हो।

**हिपर सल्फर**—पुराना अजीर्ण, जिसमें खट्टी चीजें खाने की इच्छा

होती है, यह दवा उपयुक्त है ।

**नक्स मास्केटा**—बाहरी दवा लगाने से चर्म-रोग दब जाने पर अजीर्ण रोग, खाने के तुरन्त बाद दर्द ।

**एनाकार्डियम**—खाने के तुरन्त बाद पेट की तकलीफ घट जाती है, पर थोड़ी देर बाद फिर दर्द बढ़ जाता है ।

**नैट्रम फास**—पेट में कीड़े, खट्टी डकारें व खट्टी उल्टियां हों ।

**चायना**—बहुत शराब पीने व ज़्यादा मलेरिया होने से उत्पन्न अजीर्ण रोग में ।

**आयोडियम**—भूख बहुत लगे, मगर अजीर्ण रहे ।

**जिंजीबार**—फूट, तरबूज, खरबूजा या दूषित पानी के कारण अजीर्ण ।

**एण्टिम क्रूड**—गहरी सफेद जीभ, पेट में भारीपन, जी मिचलाना, पित्त या बलगम की कै ।

**कालीबाइक्रोम**—ज़्यादा बियर पीने से अजीर्ण, पानी अच्छा न लगे, खट्टी चीजें अच्छी लगें, खाने के तुरन्त बाद पेट की गड़बड़ी में यह दवा लेनी चाहिए ।

**जैंशियाना**—भूख बिलकुल बन्द हो तो भोजन से आधा घंटा पहले 1-2 बूंद पानी में डालकर दें ।

**नोट**—अजीर्ण रोग में दूसरी दवाएं भी प्रयोग में आती हैं । वे लक्षणों के अनुसार दी जा सकती हैं । इस रोग में, जैसा हम पहले कह आए हैं, खाने-पीने का परहेज बहुत जरूरी है । नियमित आहार-विहार से यह रोग जा सकता है । जब खाई हुई चीज़ों की खटाई ज़्यादा बनती है, तभी यह रोग होता है । सोडा वाटर इस रोग में लाभकारी होता है । भोजन के साथ पानी न पीना और एक-दो घण्टे बाद पानी पीना उपयोगी होता है ।

### कब्ज़

कब्ज़ हो जाने पर या तो पाखाने की हाजत ही नहीं होती, या रोगी कई बार थोड़ा-थोड़ा पाखाना जाता है, पर पाखाना साफ नहीं होता । दस्त लगाने वाली दवाएं कब्ज़ में नहीं खानी चाहिए । उनसे पेट बिगड़ता

है और उनके खाने से जो दस्त आते हैं उनके साथ कमजोरी भी बढ़ जाती है और फिर थोड़े दिनों बाद कब्ज़ हो जाता है। निम्नलिखित होमियोपैथिक दवाएं कब्ज़ में काम आती हैं।

**नक्सवोमिका**—एक बार में पाखाना साफ न होने के कारण दो-तीन दफा पाखाना जाना पड़े तो रात को सोते समय लें।

**ब्रायोनिया**—पाखाने की हाजत ही न हो, पाखाना खुश्क व मुश्किल से हो, ज़्यादा हो।

**एल्युमिना**—अंतड़ियों में बेहद खुश्की हो, जब तक बहुत मल एकत्र नहीं हो जाता, तब तक न तो हाजत होती है और न वह निकलता ही है। मींगनी-जैसा कड़ा पाखाना बड़ा जोर लगाने पर निकलता है।

**ओपियम**—अंतड़ियां काम करना छोड़ देती हैं। बहुत ही मुश्किल से काली गांठें निकलतीं हैं। कई-कई दिन तक पाखाना न होने पर भी रोगी को कोई कष्ट नहीं होता।

**प्लम्बम**—पुराने कब्ज की मुख्य दवा है। पाखाने की हाजत तो होती है पर बड़ी मुश्किल से पाखाना निकलता है।

इन दवाओं के अतिरिक्त लक्षणानुसार निम्नलिखित दवाएं भी दी जा सकती हैं—**नैट्रम म्योर, ग्रेफाइटिस, मैगनेशिया म्योर, कास्टिकम**।

## दस्त

दिन-भर में कई बार पतला पाखाना होना दस्तों का मुख्य लक्षण है। कभी-कभी बिना दर्द के दस्त होते हैं, कभी पेट में दर्द होता है, कभी पतले होते हैं, कभी बिलकुल पानी-से होते हैं। कई बार दस्तों की बीमारी महीनों व सालों तक भी चलती है। इस रोग की प्रमुख दवाओं के लक्षण इस प्रकार हैं—

**नक्सवोमिका**—अधिक खाने या भारी चीज़ खाने से उत्पन्न दस्तों में। बार-बार पाखाने जाना मगर दस्त साफ न होना इसका लक्षण है।

**स्पिरिट कैम्फर Q**—गर्मी के दिनों के पतले दस्त, हाथ-पैर ठंडे व सर्दी लगना। दो-तीन बूंद चीनी में डालकर दें।

**पल्साटीला**—तरह-तरह के रंग-बिरंगे दस्त, चिकनी चीज़ें खाने से हुई अपचन के कारण दस्त।

**चायना**—दस्तों के साथ बहुत अधिक कमज़ोरी, बिना दर्द के पानी-जैसा पतला दस्त। बहुत प्यास, सारे बदन में पसीना आ जाना, खास तौर से फल खाने के बाद दस्त।

**एलो**—पिचकारी की तरह दस्त का निकलना, रोगी हाजत को रोक न सके, फौरन पाखाने की तरफ दौड़े।

**आर्सेनिक**—बेचैनी, बहुत अधिक प्यास, दर्द बहुत ज़्यादा, बेहद कमज़ोरी, पाखाना थोड़ा व गर्म।

**वैरेट्रम ऐल्बम**—चावल के धोवन की तरह दस्त, अनजान में मल निकल जाना, ठंडा पसीना, तेज़ प्यास, सारा शरीर ठंडा, पेट में ऐंठन।

**क्रोटन**—पिचकारी की तरह पीला पानी-सा दस्त निकलना, खाने-पीने के बाद रोग का बढ़ना, जी मिचलाना, गर्म पानी पीने से चैन पड़ना।

**कैमोमिला**—हरे रंग के पानी की तरह गर्म बदबू-भरे दस्त होना, पेट में ऐंठन। बच्चों के दांत निकलने के वक्त होने वाले कै-दस्त में यह दवा उत्तम है।

**एकोनाइट**—सूखी ठंडी हवा, क्रोध, भय या पसीना रुक जाने की वजह से दस्त।

**एन्टिम क्रूड**—जीभ पर सफेद मैल, चिड़चिड़ापन, कभी दस्त, कभी कब्ज़।

**कैलकेरिया कार्ब**—सफेद मिट्टी या खड़िया के रंग का मल, पेट तना हुआ, पाखाने में खट्टी बदबू, दांत निकलते समय बच्चों के दस्त, खास तौर पर मोटे थुलथुले बच्चों के लिए।

**कैलकेरिया फास**—दांत निकलते समय दस्त, सवेरे ज़्यादा, शाम को कम।

**पोडोफाइलम**—पेट में अधिक गड़बड़ी, ढेर सारा दस्त, गर्मी बढ़ना, बदबूदार दस्त, दांत निकलते वक्त बच्चों के दस्त, नहलाते समय गाल अंगारे की तरह लाल व गर्म हो जाएं।

**रिऊम**—खट्टी गन्ध वाले दस्त, बच्चे के शरीर से भी खट्टी गंध, दांत निकलते वक्त दस्त, सफेद लेसदार मल, थोड़ी देर खुली हवा में पड़े रहने पर मल का हरा हो जाना।

**सल्फर**—सवेरे के समय पुराने दस्त, पाखाना रोक न सकना, अपचन के कारण रंग बदल-बदल कर दस्त ।

## पेचिश, आंव, खून के दस्त

बड़ी आंत में घाव होकर मरोड़ के साथ खून-आंव मिले थोड़े-थोड़े दस्त आने को पेचिश कहते हैं । अंतड़ियों में अमीबा नामक जीवाणु या शलाका की तरह जीवाणु 'बैसीलस' पैदा हो जाता है । पाखाने की परीक्षा करने पर अन्तर मालूम हो जाता है । होमियोपैथिक मत से दोनों प्रकार की पेचिश का इलाज एक-सा ही है ।

**मर्ककोर, मर्कसोल**—इस रोग की खास दवाएं हैं । पेट में ऐंठन, मरोड़, बार-बार थोड़ा-थोड़ा मल निकलना साथ ही खून व आंव, मुंह में पानी आना, रोगी पाखाने में बैठा ही रहे और ऐसा लगे कि पाखाना आ रहा है । खून ज़्यादा आए, तो मर्ककोर और आंव ज़्याना आने पर मर्कसोल देना चाहिए ।

**एकोनाइट**—पेचिश के साथ बुखार, बेचैनी, घबराहट, मौत का डर । ठण्डी व सूखी हवा से रोग पैदा होने पर ।

**नक्सवोमिका**—पाखाने के पहले और पाखाने के बाद **मरोड़ व दर्द** पर, पाखाना हो चुकने पर चैन पड़ जाना, पर थोड़ी देर **बाद फिर** हाजत । **मरक्यूरियस** में दर्द पाखाने के बाद भी बन्द नहीं होता, **नक्स** में थोड़ी देर के लिए बन्द हो जाता है ।

**ट्रम्बीडियम**—कुछ भी खाने-पीने से रोग बढ़ना, मल-द्वार में जलन ।

**सल्फर**—मल-द्वार में खुजली, मल में खून की लकीर-सी रहना । पुरानी पेचिश में यह दवा खास तौर से फायदा करती है ।

**रसटाक्स**—बहुत बेचैनी । तर जगह में रहने या बरसात के कारण हुई पेचिश ।

## हैज़ा या कालरा

यह रोग एक विषैले जीवाणु के कारण पैदा होता है और इसका लक्षण है—चावल के धोवन-से सफेद पतले दस्त, कै, प्यास, बेचैनी और बेहद कमज़ोरी ।

सड़ी-गली चीज़ों के खाने, गन्दा पानी पीने आदि से ये जीवाणु शरीर में प्रवेश करते हैं। हैज़े में पेशाब रुक जाता है। बदन ऐंठने लगता है। तुरन्त चिकित्सा न होने पर रोगी कुछ घण्टों में ही मर सकता है।

**कैम्फर (कपूर)**—'कपूर-अर्क' नाम से यह दवा प्रसिद्ध है। यह कपूर का मूल अरिष्ट है। हैज़े की चिकित्सा में इसने अच्छा नाम पाया है। हैज़े के लक्षण प्रकट होते ही 2-4 बूंद चीनी में या बताशे में डालकर आधे-आधे घण्टे बाद देने पर पचास प्रतिशत से अधिक हैज़े के केस ठीक हो जाते हैं। हाथ-पांव ठण्डे, ठंडा पसीना, शरीर नीला व ठंडा हो जाए तो भी 'कैम्फर' फायदा करता है।

**आर्सेनिक**—तेज़ प्यास, बार-बार थोड़ा-थोड़ा पानी पीना, पानी पीने के बाद ही कै, ठण्डा पसीना, जलन, बेहद बैचैनी, शरीर एकदम शिथिल व निस्तेज, आंखों में गड्ढे-से पड़ जाना, छटपटाना। रोग का रात में 12 बजे बढ़ना। दिन के 12 बजे के बाद भी रोग बढ़ जाता है।

**इपिकाक**—दस्त की अपेक्षा कै ज़्यादा होती हों, ज़बान लाल हो तो यह दवा दें।

**वैरेट्रम ऐल्बम**—सफेद चावल के धोवन-से दस्त, नाड़ी तेज़, प्यास बहुत, पानी पीने पर भी प्यास बुझती नहीं, ऐंठन, अकड़न, ठंडा पसीना, खास तौर से कपाल पर, शरीर ठंडा व नीला, जीभ भी ठंडी लगे तो यह दवा दें।

**क्यूप्रम मैट**—भूरे, काले या हरे दस्त, होंठ नीले व ठण्डे, आंखें धंसी हुईं, चारों ओर काला घेरा, शरीर ठंडा, सुस्ती, हाथ-पैरों में ऐंठन, मरोड़, कुछ पीने पर गले में गड़गड़ाहट, पेशाब बन्द। ऐंठन **क्यूप्रम** का खास लक्षण है।

**कार्बोवेज**—बेहद गर्मी लगना, रोगी चाहता है कि लगातार उसे पंखे से हवा की जाए, यद्यपि शरीर ठंडा होता है।

**इथूजा**—बच्चों को कै होने के बाद सुस्ती व नींद आना।

**एण्टिमटार्ट**—ठंडा पसीना, चिड़चिड़ापन, बच्चा अपनी ओर किसी को देखना व छूना पसन्द नहीं करता।

**सिकेली**—उंगलियों का अकड़कर पीछे झुक जाना, बदन ठंडा पर रोगी कपड़ा ओढ़ना पसन्द नहीं करता। भयंकर जलन, पंखे की हवा चाहना।

**पल्साटीला**—गरिष्ठ भोजन, आइसक्रीम या फल खाने के बाद हैज़ा। प्यास न रहना, रंग बदलने वाले दस्त, रोगी ज़रा-सी बात में रो पड़े।

**फास्फोरस**—पिचकारी की तरह दस्त होना, मलद्वार खुला ही रहता है। पाखाना आप ही निकलता रहता है। पानी पीते ही कै हो जाना।

हैज़े में और भी कई दवाएं अपने लक्षण के अनुसार काम में आती हैं जैसे **नक्सवोमिका, एण्टिम क्रूड** (सफेद जीभ) **कैन्थेरिस** (पेशाब बन्द) **टैरेबिन्थिना** (पेशाब बनता ही नहीं) **रसटाक्स** (बेहद बेचैनी) **आइरिस** (खट्टी गन्ध से भरे दस्त और कै) आदि।

हैज़े में खून में नमक व पानी का अंश बहुत कम हो जाता है। एलोपैथिक डाक्टर नमकीन पानी के इंजेक्शन देते हैं। नमकीन पानी पिलाया भी जाता है।

## उल्टी या कै

**इपिकाक**—बार-बार जी मिचलाना और खाये-पीये पदार्थ का कै हो जाना, जीभ लाल, पानी की तरह थूक बाहर आना। **एण्टिम क्रूडम,** जीभ एकदम सफेद। **रोबिनिया,** खट्टी कै। **आर्सेनिक** पेट में जलन, आमाशय में घाव के कारण कै, छाती व पेट में बेहद जलन, कमजोरी, प्यास, घबराहट। **इथूजा**, बच्चों को फटे दूध की कै होना, कै के बाद नींद आना। **क्रियोजोट,** हिस्टीरिया या गर्भावस्था में कै। **एपोमार्फिया,** अफीमची या शराबी व गर्भवती-रोगिणियों की कै। **आरनिका**, माथे की चोट के कारण कै। **काकुलस**, नाव, ज़हाज, मोटर, रेलगाड़ी आदि में घूमने पर कै। **मिलीफोलियम**, लाल खून की कै। **हेमामेलिस**, काले खून की कै। **आइरिस**, पित्त की कै। **फास्फोरस**, ठंडा पानी पेट में गर्म होते ही कै। **नक्सवोमिका**, पित्त या खट्टी कै।

## खट्टापन (अम्ल रोग)

यह **अजीर्ण** का ही एक लक्षण है। खट्टी **डकार आना, कलेजे में** जलन, स्वाद खट्टा, सिर में दर्द आदि रहता है। **पेट में खटाई** (हाइ-

ड्रोक्लोरिक एसिड) ज़्यादा बनती है। खट्टी चीजें व मिठाई आदि नहीं खाना चाहिए। सोडा वाटर पीना चाहिए।

**कैलकेरिया कार्ब**—इसकी मुख्य दवा है।

**सल्फ्यूरिक एसिड 3 एक्स या 30**—कलेजे में जलन, खट्टी डकार, बदन से भी खट्टी बू आना, हिचकी।

**रोबिनिया**—खट्टा पसीना, हरी-हरी कै, खट्टी डकार, जलन, इस दवा को थोड़े दिन लगातार खिलाना चाहिए।

**नैट्रम फास 6 एक्स चूर्ण**—बहुत बढ़िया दवा है। खट्टी डकारें, पेट में दर्द, जलन आदि।

**आरजेण्टम नाइट्रिकम**—अधिक भूख, मीठी चीजें खाने की इच्छा, डकारें।

**कालीकार्ब**—बूढ़ों का खट्टा रोग।

**कार्बोवेज 3**—पेट में वायु व डकारें।

**लाइकोपोडियम**—लाल पेशाब, वायु नीचे से अधिक निकले, पेट फूलना।

**सल्फर**—पुराने रोग में।

## पाकाशय में ज़ख्म (अल्सर)

ज़्यादा खट्टेपन के कारण ही मेदे की नरम झिल्ली में जख्म हो जाता है। पेट में जलन, दर्द, कै आदि होते हैं। प्रायः खाने के तुरन्त बाद लक्षण दब जाते हैं। घंटे-दो-घंटे बाद फिर गड़बड़ी शुरू हो जाती है।

**हाइड्रेटिस्स 1 एक्स या 30**—अच्छी दवा है। खट्टेपन व अजीर्ण आदि में प्रयोग आनेवाली दवाएं लक्षणानुसार देनी चाहिए।

**कालीबाइक्रोम, सल्फ्युरिक एसिड, फास्फोरस, एनाकार्डियम** आदि दवाएं भी काम में आती हैं।

## हिचकी

भयंकर बीमारियों में तो हिचकी मृत्यु का सूचक अन्तिम लक्षण होता है। हिस्टीरिया में या अजीर्ण के कारण हिचकी भयंकर नहीं होती, मगर कष्ट देती है। बच्चों की हिचकी भी चिन्ताजनक नहीं होती।

**जिन्सेंग Q**—सब प्रकार से उत्तम दवा है। एक-दो बूंद दिन में 2-3 बार दें। **नक्सवोमिका काकुलस, क्युप्रम** भी अच्छी दवाएं हैं।

**इग्नेशिया** बीड़ी-सिगरेट पीने से हिचकी आएं तो उपयोगी है।

**नैट्रम म्योर**--मलेरिया में हिचकी।

**लाइकोपोडियम**—जब जीभ एकदम बाहर निकल आए या सिकुड़-कर भीतर चली जाए।

**साइकूटा**—तेज़ आवाज़ की हिचकी।

## पित्तशूल

जिगर में जो पित्त बनता है वह पित्त-कोष या गालब्लैडर नामक थैली में रहता है। और वहां से नालियों द्वारा अंतड़ियों में जाकर भोजन से मिलकर भोजन को पचाता है। उस पित्त-कोष में कभी-कभी पथरी बन जाती है और वह पथरी जब पित्तवाहिनी नालियों से गुज़रती है तो बड़ा तेज़ दर्द होता है। होमियोपैथिक चिकित्सा सावधानी से की जाए तो दर्द का दौरा बन्द होकर पथरी मल के रास्ते से निकल जाती है और फिर नहीं बनती।

दर्द के समय—**कैलकेरिया कार्ब** 30 या 200, 15-20 मिनट के बाद देना चाहिए—2-3 घण्टे देने पर भी लाभ न हो तो—

**बरबेरिस** Q—5-5 बूंद दवा गर्म पानी में आधे-आधे घण्टे पर दें।

**मैगनेशिया फास** 3X—पांच-पांच टिकिया गर्म पानी में 15-20 मिनट के अन्तर से दें।

दर्द के समय लक्षणों के अनुसार **चैलीडोनियम Q, हाइड्रेस्टिस Q** भी काम में आती हैं।

**कालेस्ट्रीनम** 3—दर्द व पथरी को निकालने के लिए उपयोगी है। दुबारा दर्द न हो और पथरी निकल जाए, इसके लिए **चायना** Q दिन में दो बार थोड़े दिनों तक देने से लाभ होता है। चायना 6 या 30 भी दिया जा सकता है। **कार्डस मेरियेनस** Q तथा **चैलीडोनियम** Q भी पथरी न पैदा हो, इसके लिए उपयोगी हैं।

## अपेंडिक्स-प्रदाह

पेट में दाहिनी तरफ नीचे को, छोटी और बड़ी अंतड़ियां जहां

मिलती हैं, वहां अपेंडिक्स नाम का एक अंग है। उसमें सूजन हो जाती है, दर्द होता है और पीब पड़ जाती है। उदर के नीचे के भाग में नाभि की दाईं तरफ भयंकर दर्द होता है, यही उसका मुख्य लक्षण है। जी मिचलाना, कै होना, बुखार आदि भी साथ-साथ रहते हैं।

रोग ज़्यादा बढ़ जाता है तो पेट चीरकर इस अंग को काटकर निकाल देते हैं। उपयुक्त होमियोपैथिक चिकित्सा से बिना चीर-फाड़ के भी ठीक हो जाता है।

**एकोनाइट**—तेज़ बुखार, बेचैनी, घबराहट।

**बेलाडोना**—माथे में बहुत दर्द, चेहरा लाल, टपक जैसा दर्द, लेटने से दर्द बढ़े।

**ब्रायोनिया**—कांटा गड़ने-जैसा दर्द, दाहिनी तरफ लेटने से चैन पड़ना, कब्ज़, प्यास, बुखार।

**लैकेसिस**—दर्द की जगह कपड़ा छू जाने से भी दर्द बढ़ जाना।

**एपिस**—प्यास न हो, दर्द तेज़।

**आइरिस टैनेक्स**—इसे रोगी को बराबर देते रहने से फिर दुबारा आक्रमण नहीं होता।

**आर्सेनिक**—मृत्यु का भय, घबराहट, प्यास।

**मैगनेशिया फास 3 X**—गर्म पानी में देने से दर्द में राहत मिलती है।

**मर्कसोल**—पीब पड़ने का भय हो, दाहिनी तरफ लेटने से रोग बढ़े।

**हिपर सल्फर, कोलोसिन्थ, सल्फर** आदि दवाएं भी लक्षणानुसार काम में आती हैं।

## बवासीर

इस रोग में मलद्वार की शिराएं फूल जाती हैं। मस्से बन जाते हैं और उनमें से खून भी आने लगता है। खून आने पर इसे खूनी बवासीर और खून न आए, केवल मस्से ही कष्टदायक हों तो बादी बवासीर कहते हैं। होमियोपैथिक दवाओं से दोनों प्रकार की बवासीर ठीक हो जाती है। कभी-कभी मस्सों को कटवाना भी पड़ता है।

**नक्सवोमिका और सल्फर**—ये दोनों दवाएं इस रोग में बहुत

लाभकारी सिद्ध हुई हैं। रात को **नक्स** 30 **व सवेरे सल्फर** 30 की एक-एक मात्रा लेने से खूनी व बादी दोनों तरह की बवासीर ठीक होती है।

**कोलिन्सोनिया** 3 **एक्स**—खास तौर से औरतों को गर्भावस्था में बवासीर होने पर।

**एस्कुलस** 6-30—गुदा, पीठ व कमर में दर्द। ऐसा लगता है जैसे गुदा में कोई नश्तर-सा अटका हुआ है। मलद्वार के बाहर मस्से निकलना।

**हेमामेलिस** Q **या** 30—बहुत खून बहे तो यह दवा पीना और मूल अरिष्ट 10-20 बूंद पानी में मिलाकर कपड़ा भिगोकर मस्सों पर लगाना लाभकारी है।

**रेटान्हीया** Q—पाखाना होने के बाद बहुत देर तक मलद्वार में जलन तथा ऐसी कटन होती है जैसे कांच के टुकड़े वहां पड़े हों और चुभ रहे हों। ठण्डा पानी लगाने से चैन पड़ता है। मलद्वार में घाव हो जाना (फिसर)।

**ग्रेफाइटिस**—सख्त कब्ज़, मलद्वार का फट जाना (फिसर), पाखाने के बाद घंटों ऐसा दर्द जैसे कोई छुरी से काट रहा है।

**एलो**—पतले दस्त, जलन, जोर लगाने पर खून निकलना, काटने की तरह दर्द।

**पोडोफाइलम**—कांच बाहर निकल आना।

**एकोनाइट**—शुरू में दर्द व बुखार रहे।

लक्षणों के अनुसार **आर्सेनिक, कास्टिकम, फास्फोरस, नाइट्रिक एसिड, पोडोफाइलम, मर्कसोल** आदि दवाएं भी काम में आती हैं। दही, मूली, जिमीकन्द, नीबू, इस रोग में लाभदायक है।

## कांच निकलना

अक्सर बच्चों को और कभी-कभी बड़ों को भी टट्टी जाते समय गुदा-द्वार से अंतड़ी का अन्तिम भाग बाहर निकल आता है, फिर कभी-कभी स्वयं ही अन्दर चला जाता है, कभी-कभी दबाने से अन्दर जाता है। कब्ज़, बवासीर, पेचिश, दस्त आदि में ऐसा होता है। रोग का इलाज करने से ठीक हो जाता है।

**पोडोफाइलम**---इसकी मुख्य दवा है। यह **बच्चों के लिए** भी उपयोगी है।

**एलो**—पाखाना रोक न सकना, खाने के बाद पाखाना लगना।

**इग्नेशिया**—गुदा में खुजली।

**फैरम फास**—बच्चों के लिए।

**नक्सवोमिका, लाइको, रेटान्हीया, फास्फोरस** आदि दवाएं भी लक्षणानुसार काम आती हैं।

## हर्निया

अंतड़ियों के नाभि के गढ़े में निकलने या अंडकोष में घुस जाने को हर्निया कहते हैं। इसके लिए पेटी बांधना ज़रूरी है। कभी-कभी आपरेशन करवाना ज़रूरी हो जाता है।

**नक्सवोमिका**—कब्ज़ आदि के साथ खास तौर से बाईं ओर की आंत उतरने में। **लाइकोपोडियम** दाहिनी ओर में। **प्लम्बम** सख्त कब्ज़ रहने में। **सल्फ्यूरिक एसिड, लैकेसिस**—सैप्टिक होने का भय, बाईं तरफ। **बेलाडोना**—नाभि के चारों तरफ दरफ दर्द। **नक्सवोमिका, कैलकेरिया, साइलीशिया** बच्चों के लिए उपयोगी हैं।

## भगन्दर

गुदा के अन्दर फोड़ा होकर नासूर हो जाता है। पीब-खून आने लगता है। फोड़ा पकता-फूटता रहता है। पकते समय काफी दर्द रहता है।

**बेलाडोना**—पकने के पहले दर्द, टपकन।

**मरक्यूरियस बाइवस**—पीब हो जाए तो, फूट जाने के बाद ऊंचे क्रम में देनी चाहिए।

**हिपर सल्फर और साइलीशिया**—ये दोनों दवाइयां लक्षण के अनुसार बहुत उपयोगी सिद्ध हुई हैं। छोटे क्रम में कष्ट दूर करती हैं। ऊंचे क्रम में 1000 से 10,000 तक देने पर दुबारा फोड़ा नहीं होता।

**कैलकेरिया फ्लोर, नाइट्रिक एसिड, ग्रेफाइटिस** आदि दवाएं भी काम में आती हैं।

## मल-द्वार का फटना (फिसर)

**ग्रेफाइटिस**—इसकी मुख्य दवा है। टट्टी जाने के बाद घंटों दर्द रहता है। कब्ज़ होता है।

**रेटान्हीया Q**—पाखाने के बाद देर तक ऐसा दर्द होता है जैसे गुदा में कांच के टुकड़े चुभ रहे हों। बड़ी जलन, पतले दस्त, खून निकलना, कब्ज रहना।

**हेमामेलिस**—बिना दर्द के खून आना।

**एस्कुलस**—जलन, ज़ख्म, साथ ही बवासीर के मस्से, कब्ज़।

## पेट में कीड़े

पेट में अक्सर तीन तरह के कीड़े हो जाते हैं—

(1) छोटे-छोटे चुरने (2) केंचुए—गोल और लम्बे, (3) चपटे—लम्बे फीते की तरह। दांत कड़कड़ाना, नींद में चौंकना, नाक में खुजली आदि होने लगती है।

**सिना**—सब तरह के कीड़ों की उत्तम दवा है। बच्चों को मीठा खाने की इच्छा रहती है। भूख ज़्यादा लगती है।

**स्टेनम**—यह भी सब तरह के कीड़ों का नाश करती है।

**ट्यूक्रियम**—गुदा में जलन, छोटे-छोटे कीड़ों के कारण गुदा में खुजली।

**सैण्टोनीन 3X चूर्ण**—पेट में दर्द होता है। कीड़े काटते हैं।

**चैनोपोडियम तेल**—10 बूंदें तीन बार दो-दो घण्टे के अन्तर से दें। गोल कृमि में यह लाभ करता है।

कुछ प्रसिद्ध डाक्टरों का कहना है कि **लाइको** 30 दो दिन, **बैरेट्रम** 12 चार दिन, और **इपिकाक** 6-7 दिन तक सेवन करने से कृमि नष्ट हो जाते हैं। नमकीन पानी की पिचकारी गुदा में देना लाभकारी है।

**पोटेशियम आयोडाइड** 35 ग्रेन और **आयोडीन** 4 ग्रेन एक औंस पानी में मिलाकर 10-10 बूंद दिन में 3 दफा कुछ दिन तक देते रहने से फीते जैसे कीड़े मरकर निकल जाते हैं।

## जिगर की बीमारियां

जिगर पेट में दाहिनी तरफ हमारे शरीर का एक मुख्य अंग है, जिसमें पित्त बनता है। पित्त भोजन को पचाता है। जिगर के ये **मुख्य रोग हैं**—जिगर का प्रदाह यानी जिगर का बढ़ना या सिकुड़ना और पीलिया। बच्चों का जिगर जो पैदाइशी बढ़ा हुआ होता है; बड़ा दुःखदायी होता है। लक्षणानुसार इन सब रोगों की मुख्य दवाएं इस प्रकार हैं—

**एकोनाइट**—जिगर का नया प्रदाह, दर्द, बुखार, सर्दी लगना, पीलिया, ठंडी हवा लग जाने से दर्द।

**ब्रायोनिया**—पुराना प्रदाह, जिगर कड़ा व बढ़ा हुआ, कब्ज़, सुई चुभने जैसा दर्द, सिर में चक्कर, दाएं कंधे में दर्द, शरीर व आंखें पीली।

**मरक्यूरियस**—नये-पुराने दोनों तरह के प्रदाह में, पीलिया, दर्द, दाईं करवट न सो सकने पर।

**चेलीडोनियम** Q, 30—दाएं कंधे की हड्डी के नीचे दर्द हो, पीलिया, पीला पेशाब, दस्त या कब्ज़ हो।

**चायना**—बुखार बहुत दिन तक भोगने के बाद जिगर व तिल्ली का बढ़ जाना।

**नक्सवोमिका**—शराब पीने से हुई जिगर की बीमारी में।

**लाइकोपोडियम**—दाईं बगल में दर्द, पेट में वायु।

**आर्सेनिक**—तेज़ प्यास, सूजन, हाथ-पाँव व पेट पर सूजन, जलन और घबराहट तथा बेचैनी।

**लैप्टांड्रा**—काला पाखाना, दर्द, पीलिया, सूजन, पेट में पानी।

**कैलकेरिया आर्स 3एक्स चूर्ण**—बच्चों के जिगर में।

**माइरिका** Q—बच्चों व बड़ों का पीलिया, खाकी रंग का मल, नींद न आना। 2 बूंद पानी में 2-3 दफा दिन में।

**नैट्रम म्योर**—जिगर में तरह-तरह का दर्द, पेट फूलना, गड़बड़ होना, साथ ही बुखार।

**नैट्रम सल्फ**—पेट खाली रहने पर नाभि के चारों ओर दर्द होना। भोजन करने पर दर्द घट जाना। जिगर में लम्बी सांस लेने पर दर्द।

**कालीकार्ब, लैकेसिस, बरबेरिस, कार्डस Q, सीपिया, हाईडैप्टिस** आदि दवाएं भी समय-समय पर काम आती हैं।

## तिल्ली बढ़ना

पेट में बाईं तरफ जिगर के बराबर तिल्ली होती है। बहुत बुखार आने आदि से यह बढ़ जाती है और कठोर हो जाती है।

**सियनोथस** Q—इसकी मुख्य दवा है। 5-5 बूंदों की 2-3 खुराक रोज़ दें। **आर्सेनिक, चायना, कार्डस, नैट्रम म्योर** आदि दवाएं भी देखनी चाहिए। जामुन का सिर्का इसमें बहुत फायदा करता है। कहते हैं, यह तिल्ली को काटकर छोटा कर देता है। पपीता और मूली के पत्तों का रस भी लाभकारी होता है।

## संग्रहणी

जब दस्तों की बीमारी पुरानी पड़ जाती है तो उसे आम तौर पर संग्रहणी कहा जाता है। संग्रहणी में अंतड़ियां इतनी कमजोर पड़ जाती हैं कि कुछ भी खाया-पिया हज़्म नहीं होता, दस्तों में निकल जाता है। जिगर कमज़ोर हो ज़ाता है। मेदा भी काम नहीं करता। यह एक तरह से सारा पाचन-क्रिया का रोग है। दस्तों के प्रकरण में जो दवाएं लिखी हैं वे ही लक्षणानुसार इस रोग में देनी चाहिए। मगर युक्ताहार का इसमें बड़ा महत्त्व है। ट्रापीकल डिज़ीज़ेज़ अर्थात् उष्णकटिबन्ध की बीमारियों के विशेषज्ञों का मत है कि इस रोग के रोगी को अन्न बिलकुल बन्द करके केवल मक्खन निकला मठा (छाछ) देना चाहिए। मक्खन निकला सैपरेटा दूध भी दिया जा सकता है। इस प्रकार केवल छाछ या मक्खन निकला दूध देकर हमने कई रोगियों को ठीक किया है। केला भी इस रोग में सुपथ्य है। कोई-कोई डाक्टर केवल फलाहार की भी सलाह देते हैं। निःसन्देह परहेज बहुत जरूरी है। कुछ दवाएं जो इस रोग में प्रायः सफल हुई हैं, वे इस प्रकार हैं—

**कैलकेरिया फास** 6X—चूर्ण या टिकिया दिन में 3 दफा काफी दिनों तक दें। और दवाओं के साथ भी इसे दो दफा तो देते ही रहें। पुराने रोग में इसके साथ **फैरमफास** 6 X भी मिला दें।

**सल्फर** 200– बहुत पुराना रोग हो, निर्दिष्ट दवा काम न करे, तो इसे ऊंचे क्रम में सप्ताह या महीने में एक बार दें।

**कैलकेरिया कार्ब** 30 **या** 200—मोटे अधेड़ उम्र के रोगी। सुस्ती बहुत।

**वैक्सीनियम मार्टीलस** Q—10-12 बूंदें सवेरे-शाम अंतड़ियों को शक्ति देती हैं।

**छपारो एमेरेगोसो** Q—दो बूंद दिन में दो-तीन दफा खाते ही टट्टी आवे, आंव ज़्यादा, दर्द कम। जिगर खराब। इनके अलावा वे तमाम दवाएं भी, जो दस्तों व पेचिश के प्रकरण में दी हैं, देखें।

# 9. गुर्दों तथा मूत्राशय के रोग

## पथरी

पथरी गुर्दे तथा मूत्राशय दोनों में हो सकती है। जब गुर्दे से पथरी मूत्र-नली द्वारा मसाने की तरफ जाती है या मूत्राशय से मूत्रनली द्वारा बाहर निकलती है, तो बहुत तड़पाने वाला दर्द होता है। दर्दे-गुर्दा बहुत कष्टकारी होता है। जब पथरी निकल जाती है तो दर्द बन्द हो जाता है। दर्द चाहे गुर्दे में हो या मसाने में, उसके लिए कमर या पेडू पर खूब गर्म सेंक देना चाहिए।

**बरबेरिस** Q—5-5 बूंद गर्म पानी में दर्द के समय 10-15 मिनट के अन्तर से देने से दर्द में आराम होगा।

**मैगनेशिया फास** 3X—दर्द के समय खूब गर्म पानी में घोल कर 5-10 मिनट के अन्तर से देने पर लाभ होता है। यह दोनों दवाएं 10-15 मिनट के अन्तर से एक के बाद दूसरी हैं।

**कैलकेरिया कार्ब** 3X—15-15 मिनट के बाद देने से दर्द में लाभ होता है। **ओसमिम कैनम** Q—(तुलसी के पत्तों का रस) 10 या 15 मिनट के बाद देना चाहिए। यह दर्दे-गुर्दा की खास दवा है। दाएं गुर्दे में दर्द होने पर विशेष लाभकारी है।

**स्टिगमाटा-मेइडिस** Q—दर्द के वक्त 15-20 बूंदें देने से लाभ होता है। दर्द के समय **सार्सापरीला** 30, **डायस्कोरिया** Q, **पैरीराब्रेवा**

**और थ्लेपसीबर्सा** Q दवाएं बहुत उपयोगी हैं। गर्म जल पीने को देना और गर्म सेंक करना बहुत लाभकारी है।

पथरी को गलाकर निकालने के लिए और दुबारा दर्द को रोकने के लिए ये दवाएं देनी चाहिए।

**लाइकोपोडियम**—पेशाब में लाल-लाल तलछट जमे, तो दिन में 2-3 बार कुछ दिन तक दें। फायदा न हो तो—

**आर्टिका युर्रेस** Q या **कौकस कैकटाई** Q— 5-5 बूंद दिन में तीन बार कुछ दिनों तक दें।

**फास्फोरिक एसिड** 2X—यदि पेशाब में फास्फेट ज़्यादा आते हों।

**ग्रेफाइटिस**—पेशाब में खट्टी बू वाली चीज़ नीचे बैठ जाने पर।

**चीनीनम सल्फ** 3X—यदि पेशाब में ईंट के चूरे-सी लाल भूरे रंग की तलछट जमे।

**सार्सापरीला, आक्ज़ेलिक एसिड और नाइट्रो म्यूरिएटिक एसिड** भी काम में आती हैं।

**लीथियम कार्ब** 3X—यदि पथरी गुर्दे में न होकर मूत्राशय में हो तो इस दवा के कुछ दिनों सेवन करने से पथरी गल जाती है। पथरी बड़ी हो जाने पर ऑपरेशन द्वारा निकालना ज़रूरी हो जाता है।

## गुर्दों का प्रदाह

यह एक भयंकर रोग है। गुर्दे में कई कारणों से सूजन होने पर दर्द, पेशाब बार-बार आना, श्वास-कष्ट, ज्वर आदि तो होता ही है, मगर गुर्दों की सूजन के कारण गुर्दे जो ज़हर शरीर में से पेशाब के ज़रिये बाहर निकालते हैं वह न निकलकर खून में फैल जाता है। रोगी नीला पड़ जाता है और गफलत हो जाती है। 2-3 सप्ताह में ही या तो रोगी ठीक हो जाता है या मृत्यु हो जाती है। कभी-कभी रोग पुराना पड़ जाता है तो बार-बार दौरे पड़ते हैं। हाथों-पांवों और चेहरे पर सूजन आ जाती है। खून फीका पड़ जाता है। पेशाब में चर्बी आने लगती है। रोगी कमज़ोर हो जाता है। इस हालत में अच्छे डाक्टरों को दिखाकर इलाज कराना चाहिए। कुछ दवाएं इस प्रकार हैं—

**एकोनाइट**—शुरू में बुखार, बेचैनी आदि।

**कैन्थेरिस**—पेशाब बूंद-बूंद, जलन कभी-कभी, खून मिला पेशाब, बेचैनी।

**टैरेबिन्थिना**—पेशाब कम, रुका हुआ, अण्डकोष लाल, शरीर में सूजन।

**बेलाडोना**—बहकना, तेज़ बुखार, मुंह लाल, बार-बार पेशाब।

**एपिस**—डंक मारने की तरह दर्द, सूजन, प्यास कम, लाल रंग का थोड़ा-थोड़ा पेशाब।

**आर्सेनिक**—खून की कमी, बेचैनी, घबराहट, प्यास अधिक।

**डल्कामारा**—पानी में भीगने पर रोग होना।

**रसटाक्स**—बरसात में भीगने से रोग, बेचैनी। बार-बार करवट बदलना।

**नक्सवोमिका, मर्ककोर, लाइको, कैनेबिस सैटाइवा, सीपिया, सल्फर** आदि दवाओं की भी समय-समय पर ज़रूरत पड़ सकती है।

## मूत्रनाली प्रदाह

पेशाब की नाली में सर्दी लगने, चोट-फोट लगने, ज़ख्म हो जाने आदि से सूजन, प्रदाह हो जाने से पेशाब में कष्ट व जलन होने लगती है।

**आरनिका**—यदि चोट के कारण हो तो। **एकोनाइट** जलन, बुखार आदि में।

**कैन्थेरिस, बेलाडोना** दवाएं भी काम आती हैं।

## मूत्रावरोध व मूत्रनाश

पेशाब मसाने में मौजूद हो पर निकले नहीं, वह मूत्रावरोध है और पेशाब गुर्दे में पैदा ही न हो, यह मूत्रनाश है। यह ज़रा भयंकर रोग है।

**एकोनाइट कैन्थेरिस**—लक्षणानुसार दें।

**टैरेबिन्थिना**—जब पेशाब बनना कम या बन्द हो जाए।

**कैम्फर Q**—एकाएक पेशाब रुक जाने पर। तुरन्त छोटे बच्चे को कैम्फर सुंघाना ही काफी होता है।

**नक्स, इग्नेशिया, जेल्सीमियम, पल्साटीला** आदि भी काम आती हैं।

गर्म पानी टब में भरकर कमर तक सेंक देना भी लाभकारक है।

## मूत्राशय-प्रदाह

मूत्राशय या मसाने में जब प्रदाह हो जाता है तो पेशाब रुक जाता है। कष्टपूर्वक बूंद-बूंद आता है। पेडू में दर्द, अकड़न, कंपकंपी और कभी-कभी ज्वर भी हो जाता है।

**कैन्थेरिस** 3 X—इसकी उत्तम दवा है।

**डल्कामारा**—यदि भीग जाने से रोग हो।

**एकोनाइट**—यदि सूखी ठण्डी हवा लगने से रोग हो।

**चिमाफीला**—रोग पुराना होने पर।

**पैरीराब्रेवा** Q—यदि साथ ही गुर्दे में भी तकलीफ हो। 2-3 बूंद दिन में 3-4 दफा।

**बैंजोइक एसिड**—यदि पेशाब में घोड़े के पेशाब जैसी बदबू हो।

**नाइट्रिक एसिड**—बदबू ज़्यादा हो।

**बेलाडोना, कास्टिकम, पल्साटीला, कैनेबिस सैटाइवा सैबालसैरुलेटा** Q आदि भी काम आती हैं।

## बहुमूत्र या डायबिटीज़

यह रोग दो तरह का होता है। एक तो वह जिसमें केवल पेशाब ज़्यादा और जल्दी-जल्दी आता है, इसे मूत्रमेह कहते हैं और दूसरा वह जिसमें पेशाब में चीनी आने लगती है, इसे मधुमेह कहते हैं। मूत्रमेह कोई भयंकर रोग नहीं, मगर मधुमेह में रोगी धीरे-धीरे दुर्बल होता जाता है। इस रोग के रोगी को ज़खम हो जाए तो जल्दी नहीं भरता। कभी-कभी सड़ भी जाता है। निम्न परहेज़ दोनों प्रकार के रोगों में लाभदायक है: रोगी को खाने का कड़ा परहेज़ रखना पड़ता है। मिठाई और चीनी बिलकुल बन्द कर देनी होती है। नीबू, बेल, मूली, पपीता, जामुन आदि फायदेमन्द हैं। टहलना इस रोग में बहुत लाभ पहुंचाता है। हमें इस रोग के ऐसे अनेक रोगियों की जानकारी है जिनको 30-40 वर्ष की आयु में मधुमेह हुआ मगर वे 70 वर्ष तक जिए—केवल परहेज़ करते और 8-10 मील शुद्ध वायु में घूमते थे। निम्नलिखित दवाएं मधुमेह में लाभकारी सिद्ध हुई हैं।

**सिज़ीजियम जैंबोलिनम** Q—यह काले जामुन के बीज से बनाया जाता

है। इसका मूल अरिष्ट 5-10 बूंद दिन में 2-3 बार पानी में डालकर पीने से बहुत फायदा होता है।

**सैफेलेण्ड्रा इण्डिका** Q—पित्त की अधिकता और हाथ-पैरों में जलन हो तो 5-10 बूंद सुबह-शाम दें।

**स्कुइला** 3X—बिना चीनी के बहुमूत्र।

**कालीकार्ब**—रात को बार-बार पेशाब, बहुत देर बैठ रहने पर आए।

**कार्ल्सवाइड**—पानी पीने के बाद ही पेशाब।

**इग्नेशिया**—कॉफी पीते ही पेशाब लगना।

**कास्टिकम**—बूढ़े लोगों को ज़्यादा पेशाब, खास तौर पर रात में।

**फास्फोरिक एसिड**—पानी की तरह अधिक मात्रा में बार-बार पेशाब। धातु क्षीण, याददाश्त कम, कमर दर्द, प्यास ज़्यादा रोगी उदास व सुस्त।

**नैट्रम सल्फ और नैट्रम फास**—ये मधुमेह की खास दवाएं हैं। ये दोनों दवाएं 3-4 महीने लगातार खाने से आशातीत लाभ होता है। चीनी आना बन्द होता है। पेशाब की मात्रा भी कम हो जाती है। 6X की पांच-पांच टिकिया लें।

**लेक्टिक एसिड**—बहुमूत्र के साथ ही जोड़ों में दर्द।

**प्लम्बम आयोडाइड**—जिनको यूरिक एसिड ज़्यादा होता है।

**सीकेलकार**—प्यास बहुत, हाथ-पांव में बेहद-जलन।

**आरजेण्टम मैट**—पैरों में सूजन, धातु का क्षीण होना।

**टेरीबान्थिना**—किसी काम में जी न लगना, पेशाब में जलन, पेशाब में चीनी के साथ एलबुमिन (चर्बी) भी आए।

इनके अलावा **हेलोनियस, यूरेनियम नाइट्रिकम, क्रियोज़ोट कोर्डिनम नैट्रम म्योर, साइलीशिया, रस ऐरोमैटिका** Q आदि दवाएं भी काम में आती हैं।

कलकत्ते के एक बड़े एलोपैथिक डाक्टर ने बताया है कि उसने कई रोगियों को केवल डाभ (कच्चे खोपरे का पानी) 40 से 80 दिन तक दिया और वे अच्छे हो गए। खाना-पीना बन्द करके खाने व पीने को केवल डाभ ही दिया। करेला और बैंगन भी इस रोग को रोकते हैं।

## अनजाने में पेशाब निकल जाना

यह रोग अक्सर बच्चों को होता है। बड़ों को सूज़ाक, चोट, पथरी या कीड़ों की वजह से यह रोग हो जाता है।

**फैरम फास** 12X—काफी दिनों तक देने से कई रोगी ठीक हो जाते हैं। न लाभ हो तो 200 X की 5 टिकिया पहले रोज़ सोते वक्त मुंह में डालकर चूसने दें। फिर एक दिन तथा दो दिन छोड़कर दें।

**बेलाडोना** – रात को पेशाब निकल जाना।

**कास्टिकम**—आधी रात से पहले पेशाब निकलना।

**कोनियम**—बूढ़ों को यह रोग हो तो।

**सीपिया**—पेशाब बदबूदार हो तो।

**कैन्थेरिस**—दिन में भी सोने पर पेशाब निकल जाना।

**सिना**—पेट में कीड़े होने पर।

**नैट्रमफास**—पेट में कृमि होने के कारण रोग।

**सल्फर**—रोग पुराना हो जाने पर।

**लाइको, स्पाइजेलिया, रस ऐरोमेटिका Q, जेल्सीमियम इग्नेशिया, फास्फोरिक एसिड, नक्स, मर्कसोल** भी काम में आती हैं।

# 10. पुरुष जननेन्द्रिय संबंधी रोग

### वीर्यपात, स्वप्नदोष, नामर्दी आदि

**स्वप्न** आकर या बिना स्वप्न के रात्रि को वीर्य निकल जाना, शौच के समय बूंद-बूंद वीर्य निकलना, मैथुन-शक्ति का नाश हो जाना या बहुत कम पड़ जाना, ज़रा-सी उत्तेजना में वीर्यपात हो जाना आदि इस रोग के लक्षण हैं।

**ऐगनास कैस्टस**—काम-प्रवृत्ति अधिक मगर शक्ति कम, शरीर व मन की सुस्ती, अनमना भाव, हस्तमैथुन आदि से वीर्यनाश करने के कारण जवानी में ही बुढ़ापा आ जाना। लिंग का खड़ा ही न होना। लिंग का ठंडा व ढीला। कामेच्छा का नाश। रोग नया होने पर यह दवा ज़्यादा लाभकारी है।

**फास्फोरिक एसिड**—अधिक मैथुन करने से दुर्बलता, वीर्यपात या स्वप्नदोष, याददाश्त कम हो जाना।

**चायना**—स्वप्नदोष अथवा वीर्यपात अधिक होने से हुई कमज़ोरी को दूर करने की उत्तम दवा। कान से 'भों-भों' की आवाज़ और सिर में चक्कर आना।

**कालीफास** भी इन लक्षणों में उपयोगी है।

**बेलिस पेरेनिस Q**—हस्तमैथुन के कारण स्वप्नदोष अथवा शक्ति की कमी में इस दवा की 5-5 बूंद दिन में दो बार थोड़े ही दिन देनी चाहिए।

**बैराइटा कार्ब**—रात को होनेवाले स्वप्नदोष की बढ़िया दवा है। जवानी में ही रतिशक्ति न रहना। प्रोस्टेट ग्रंथि बढ़ जाना और कामेच्छा का नाश।

**थूजा Q**—5-5 बूंद की मात्रा में देने से शुक्रक्षय को लाभ पहुंचाता है, चाहे वह स्वप्नदोष के कारण हो या वैसे ही।

**फास्फोरस**—संभोग के समय बहुत जल्दी वीर्यपात होना या रतिशक्ति की कमी, कलेजा धड़कना, हस्तमैथुन के कारण लिंग का ढीला पड़ जाना।

**कैन्थेरिस**—सुज़ाक के कारण वीर्यस्राव, पेशाब में जलन और पेशाब के साथ धातु का निकलना, संभोग की प्रबल इच्छा।

**कैलकेरिया कार्ब**—मैथुन करने की बहुत इच्छा, पर बिना लिंगोद्रेक के ही वीर्य निकल जाना।

**लाइकोपोडियम**—स्वप्नदोष या नामर्दी का रोग पुराना होने पर। स्वप्न में ज़्यादा वीर्य निकलना, लिंग छोटा व ढीला, पेट में अफारा या अजीर्ण।

**सिना**—कृमि के कारण रोग होने पर।

## हस्तमैथुन

पहले तो बुरी सोहबत से युवक हस्तमैथुन करने लगते हैं, फिर जब उनमें उसके कारण दुर्बलता, शिथिलता आदि आने लगती है और वे इस के बुरे परिणामों को समझकर इसे छोड़ना चाहते हैं तो हस्तमैथुन रोग बनकर उनका पीछा नहीं छोड़ता। दृढ़ मनोबल और उत्कृष्ट इच्छाशक्ति ही से इस आदत को छोड़ना चाहिए, नहीं तो शरीर का नाश होकर मनुष्य जवानी में बूढ़ा हो जाता है।

हस्तमैथुन की आदत छोड़ने में निम्नलिखित दवाएं सहायता करती हैं—

**ब्यूफो**—मनःशक्ति दुर्बल, एकान्त चाहता है और एकान्त में हस्तमैथुन की उत्कट इच्छा, दिमाग कमज़ोर। बार-बार लिंग को छूने की इच्छा।

**हायोसायमस**—लज्जाहीन होकर गुप्त इन्द्रियों से खेलना, हस्तमैथुन

की प्रबल अभिलाषा।

**औरीगेनम**—हस्तमैथुन की प्रवृत्ति को रोक न सकना। खास तौर से स्त्रियों के लिए।

**उस्टिलेगो**—प्रबल अभिलाषा रोक न सकना। गन्दे स्वप्न, वीर्य-पात। इसका मदर टिंचर 2-3 बूंद दो दफा रोज़ दें। कई युवकों को इसके लेने से हस्तमैथुन की आदत छूट गई।

**कैन्थेरिस, कैनेबिस इंडिका, टैरेन्टुला** आदि दवाएं भी काम में आती हैं।

## प्रोस्टेट ग्रंथि का प्रदाह या बढ़ जाना

मसाने के इधर-उधर ये दोनों ग्रंथियां बुढ़ापे में बढ़ जाती हैं और कभी-कभी इनका प्रदाह हो जाता है। पेशाब रुक जाता है। रोग ज़्यादा बढ़ने पर आपरेशन भी करवाना पड़ता है। मगर उपयुक्त होमियोपैथिक दवाओं से बहुत दफा आपरेशन की आवश्यकता नहीं रहती।

**पल्साटीला**—नये प्रदाह में। फोतों में भी दर्द हो, छूने से दुखें। पेशाब रुकता हो।

**मर्कसोल**—पीब पड़ने का भय हो। प्रदाह हो, पेशाब रुकता हो। रात को कष्ट बढ़े।

**सैबालसैरुलेटा**—5-10 बूंदें दिन में 2-3 बार देने पर ऐसे प्रदाह में भी लाभ हुआ है, जिसमें बिना सलाई डाले पेशाब होता ही नहीं था। यह दवा बढ़ी हुई ग्रन्थि को भी कम कर देती है।

**आरनिका**—चोट के कारण प्रदाह।

**चिमाफीला Q**—यह बहुत उपयोगी साबित हुई है। 3-4 बूंद दो दफा रोज़।

**पैरीराब्रेवा Q**—जलन, पेशाब रुकना, कष्ट से बूंद-बूंद पेशाब होना। 5-5 बूंद दो-तीन दफा।

**फैरम पिक्रीकम** 3X या विचूर्ण—बढ़ी हुई ग्रन्थि को कम कर देती है। काफी दिन खानी चाहिए, सेंक खूब देना चाहिए। गर्म पानी के टब में बैठना बहुत लाभकारी है।

**सालीडेगो 3X या आरजेण्टम नाइट्रीकम 3X**—ये दोनों दवाएं

बढ़ी हुई प्रोस्टेट ग्रन्थि को कम कर देती हैं।

रोग पुराना होने पर **सल्फर** तथा **नाइट्रिक एसिड** उपयोगी होती हैं।

## अण्डकोष-प्रदाह

**पल्साटीला**—नये प्रदाह में बहुत उपयोगी है।

**एकोनाइट**—यदि बुखार भी साथ हो।

**बेलाडोना**—सूजन अधिक, लाल और गर्म हो।

**हेमामेलिस**—अण्डकोष में बहुत अकड़न व सूजन।

**एपिस**—प्रदाह अन्दर न होकर केवल ऊपर की थैली में हो, सूजन फूली-फूली सफेद-सी हो। डंक मारने-सा दर्द।

**आर्सेनिक**—जलन बहुत हो, सूजन के बाद सड़ने की संभावना हो तो।

**आरनिका, आरम, स्पंजिया, कोनियम, क्लीमेटिस** आदि दवाएं भी काम में आती हैं।

## अण्डकोष में पानी (हाइड्रोसील)

अण्डकोष में सूजन हो जाती है या बाद में अण्डकोष की थैली में पानी भर जाता है। इसमें दर्द कभी-कभी होता है मगर फोते बहुत बड़े हो जाते हैं और झूल जाते हैं। यह पानी निकाल भी दिया जाता है पर फिर भर जाता है। उपयुक्त दवा देने से रोग रुक जाता है।

**स्पंजिया**—पानी के साथ ही टपकन या दर्द हो।

**रोडोडेण्ड्रन**—दाहिना अण्डकोष आक्रांत होने पर। आंधी-पानी में दर्द बढ़ना।

**पल्साटीला**—बायां अण्डकोष आक्रांत होने पर। धीरे-धीरे अण्डकोष बढ़ता जाता है।

**एपिस**—चमकीला बढ़ा हुआ अण्डकोष, जिसमें पानी बढ़ता ही जाए।

**सल्फर, साइलीशिया, नैट्रम सल्फ** आदि दवाएं भी काम में आती हैं।

## सूज़ाक या प्रमेह

यह रोग सूज़ाक के रोगी के साथ संगम करने के बाद ही होता है। मूत्रमार्ग में जलन, पीब आने लगती है। इस रोग के कारण मस्से हो जाते हैं। विष शरीर में फैलकर जोड़ों में दर्द, आंखों में प्रदाह और अनेक उपद्रव करता है। 'गोनोकोकस' नामक कीटाणु इस रोग का मुख्य कारण होता है। पेंसिलिन-समुदाय की दवाएं इसका नाश करती हैं। रोग दब जाने से अन्य उपसर्ग पैदा हो जाते हैं।

**कैनेबिस सैटाइवा** Q—सूज़ाक की तरुणावस्था में, पेशाब करते समय भयंकर जलन ज़ो मसाने तक जाती है। गाढ़ी पीली पीब निकलना, पैर फैलाकर चलना पड़ता है। फोतों में खिंचन का-सा दर्द, मवाद व पीब से मूत्रद्वार बन्द हो जाता है, कामेच्छा बढ़ी हुई, सुपारी को ढकने वाले घूंघट का चिपक जाना, कई धार में या बूंद-बूंद कर पेशाब आना। दो-दो बूंद तीन दफा दें।

**कैन्थेरिस**—पेशाब बार-बार मगर थोड़ा या बूंद-बूंद खून भरा पेशाब, बेहद जलन होना। रात को रोग बढ़ जाना।

**पेट्रोसेलीनम** Q—5-6 बूंद की मात्रा में दिन में 2-3 बार कई दिन तक सेवन करने से बड़ा लाभ होता है। यकायक पेशाब की ज़ोरदार हाजत, मगर मूत्रनली में कटन, जलन, खाज और दूधिया मवाद निकलना।

**थूजा**—सूज़ाक के कारण इन्द्रिय पर मस्से हो जाना, सूज़ाक को दबा देने से जोड़ों का दर्द या गठिया हो जाना, बाल झड़ना, कमज़ोरी, पेशाब करने के बाद कष्ट व दर्द, प्रोस्टेट ग्रन्थियों का आक्रांत हो जाना, रोग का बार-बार दोहरा जाना, कई धार में मूत्र, हरे रंग का स्राव। 200-1000 में देर-देर से दें।

**ओलियम सैंडेल** (चन्दन का तेल)—सुपारी में सूजन, गाढ़ा पीला मवाद। मदर टिंचर 2-2 बूंद, दो-तीन दफा रोज़।

**नेट्रम सल्फ** 6 X—लिंगमुण्ड व अण्डकोष का फूल जाना, पुराना सूज़ाक, स्राव गाढ़ा पीला, जोड़ों में दर्द, सर्दी बरदाश्त नहीं होना।

**कोपाइबा** 3 X—दूध की तरह सफेद स्राव, खास तौर से औरतों के सूज़ाक में।

**सीपिया**—औरतों के सूज़ाक में।

**मेडोहरीनम**—पुराने सूज़ाक में, सूज़ाक के कारण गठिया, ज़ख्म की तरह दर्द। 200 या ऊंचे क्रम में।

**काली सल्फ**—पुराना सूज़ाक। पीला या हरा स्राव।

**मर्कसौल**—लिंगमुण्ड का फूल जाना, चमड़ी न आगे बढ़ती है न पीछे। पीब-भरा स्राव।

**मर्ककोर**—हरी आभा लिए स्राव, पेशाब में खून व एलबुमन, तेज़ जलन व कटन।

**जेल्सीमियम**—टीस ज़्यादा, मवाद थोड़ा, मूत्र-नली का दुखना।

**हाइड्रैस्टिस Q**—स्राव गाढ़ा पीला हो जाना, पेशाब में बदबू, दुखन, मवाद भरना।

**एकोनाइट**—शुरू में बेचैनी व बुखार के साथ सूज़ाक।

**कैप्सीकम**—मिर्चों जैसी जलन, मवाद बलगम-भरा।

**सैलिक्सनिग्रा Q**—नये सूज़ाक में बहुत अधिक कामेच्छा, उत्तेजना के समय दर्द। 4-5 बूंद दवा, दो-तीन दफा रोज़।

**नाइट्रिक एसिड**—पारा या पारा-मिली औषधियां खाने से दबाया हुआ सूज़ाक, कष्ट अधिक, मूत्रनली में सख्त दर्द व कटन।

## गर्मी, उपदंश या सिफलिस

यह रोग भी इस रोग के रोगी या रोगिणी के साथ सहवास से ही लगता है। जननेन्द्रिय में घाव हो जाता है। यह रोग पहले हिन्दुस्तान में नहीं था, शायद अंग्रेज़ों के आने के बाद फैला, इसलिए इसको 'फिरंगी' रोग भी कहते हैं।

**मर्कसोल**—इस रोग की मुख्य दवा है। दूसरी चिकित्सा-पद्धतियों में भी पारा इस रोग में अधिक प्रयोग में आता है। ज़ख्म दिखाई देते ही यह दवा देना शुरू कर देना चाहिए।

**मर्कप्रोटो आयोडाइड 3 X**—मर्कसोल के बाद इसकी जरूरत पड़ती है।

**काली आयोडाइड**—नीचे क्रम में बहुत दिनों तक देने पर रोग ठीक हो जाता है।

**सिफिलिनम 30 या 200**—हफ्ते में एक या दो बार देने से पुराना

उपदंश ठीक होता है।

**नाइट्रिक एसिड**—अधिक पारा-सेवन करने के कारण दोष उत्पन्न हो जाने पर यह बहुत उपयोगी सिद्ध होती है।

**फाइटोलेक्का**—जंघा में बंद (गांठ) हो जाने पर, सूजन व दर्द में।

**साइलीशिया**—पक जाने व पीब पड़ जाने पर।

**आरममेट**—आंख या नाक में जलन व ज़ख्म हो जाने पर।

**थूजा**—फूलगोभी की तरह ज़ख्म या बतौड़ा होने पर।

**हिपर सल्फर**—पुरानी बीमारी हो—हड्डियों, मसूढ़ों आदि में रोग फैल जाए।

**मैजेरियम**—रात में हड्डियों में दर्द रहना। **सिनेबेरिस, कालीआयोड, ग्रेफाइटिस, आर्सेनिक** आदि की भी ज़रूरत पड़ सकती है।

# 11. चर्म-रोग

## खाज

शरीर का खुजलाना, खाज के बाद खून निकल आना, जगह का लाल हो जाना, गर्मी लगना आदि लक्षण शरीर की खुजली में होते हैं। खाल उभर आती है। चर्मरोगों में कोई बाहरी दवा लगाकर दबा देने से ज़हर अन्दर चला जाता है, और शरीर के किसी अंग में रोग हो जाता है। इसलिए खाज आदि रोगों को दबाना नहीं चाहिए। खाने की दवा से ही ठीक करना चाहिए। नीम के पत्ते गर्म पाने में औटाकर धोना, नीम का तेल लगाना ठीक रहता है।

**सल्फर**—इसकी उत्तम दवा है। खाज, खाज के बाद की जलन, नहाने या धोने से खाज का बढ़ना, रोग का बढ़ना, रात को खाज बढ़ना।

**फैगोपाइरम**—खुजली के मारे रोगी पागल-सा हो जाता है। हर वक्त खुजाते रहना।

**मैजेरियम**—ऐसी तेज़ खुजली कि रोगी का हाथ रुकता ही नहीं, खुजाते-खुजाते रोगी खून निकाल लेता है।

**डलकिस**—ऐसी खुजली होती है कि रोगी अपनी पीठ या शरीर के किसी हिस्से को दीवार या चारपाई से रगड़ डालता है।

**सोरिनम**—खाज के पुराने विष के लिए यह उत्तम दवा है।

**बेलाडोना**—खाज कम, पर बदन लाल हो जाए।

**रसटाक्स**—खुजली बेहद—शरीर में छाले पड़ जाना। छालों में पानी भर जाना। बेचैनी बहुत होती है।

**कैमोमिला**—त्वचा आपस में रगड़ खाकर, जैसे जंघा में, पाखाने की जगह, बगल, गर्दन आदि में लाल हो जाना या छिल जाना, बच्चों के लिए खास तौर से उपयोगी है। कभी-कभी लाल सफेद दाने निकल आते हैं।

**रेडियम ब्रोमेट**—हफ्ते में एक खुराक दें। खाज के बाद फुंसियां-सी हो जाना, खाल का रंग बदल जाना, खास तौर से मल-द्वार में खाज, खून तक निकल आना।

**आर्सेनिक**—खाज के साथ बेहद जलन, घबराहट, बेचैनी।

**एपिसमेल**—खाल का फूल जाना। सूजन, डंक मारने जैसा दर्द। गर्मी से रोग बढ़ना।

**एम्ब्राग्रीसिया**—स्त्री-पुरुष दोनों की जननेन्द्रिय की बेहद खुजली, फोतों पर खुजली, खुज़ाने के बाद छिल जाना व सूजन होना।

**ओलीयेण्डर**—बच्चों के सिर में खाज व फुंसियां, शरीर में कहीं भी जलन, खुजली, खून तक निकल आना। ठंड से बढ़ जाना।

**सीपिया**—खाज की जगह गोलाकार जगह लाल हो जाना या दाने निकल आना। कोहनी व घुटनों के जोड़ों में अधिक खाज। ठंडी हवा, नहाने-धोने या पसीना आने के बाद खाज बढ़ना।

**ट्यूबरकुलीनम**—पुरानी खाज में रोगियों में जब निर्दिष्ट दवाएं काम न करें तो एक-दो खुराक महीना या 15 दिन बाद दें।

**थूजा**—शरीर के किसी भी स्थान पर मस्से हो जाने पर यह उत्कृष्ट दवा है। 200-1000 क्रम में सप्ताह में एक बार देते रहने से मस्से झड़ जाते हैं। इसका मूल अरिष्ट मस्सों पर लगाना भी अच्छा है। चेचक का टीका लगवाने से जो चर्म-रोग या विकार हो जाते हैं उनकी यह उत्तम औषधि है।

**स्पंजिया** Q—इसकी 2-2 बूंद दिन में 3 बार सेवन करने से सभी चर्म-रोगों में लाभ होता है।

**कार्बोलिक एसिड 30 या 200**—सारे शरीर में जल-भरी फुंसियां, अत्यधिक खुजली।

**सार्सापरीला**—खाल सूखी व सिकुड़ी हुई, दाद जैसे चकत्ते सारे शरीर पर हों, खाज शाम को व सवेरे बढ़े। खुजली के बाद दाने व फुंसियां हो जाएं।

## फोड़े-फुंसी

**एकोनाइठ, बेलाडोना**—पीब पैदा होने से पहले जब जलन, दर्द, सूजन हो या जगह लाल हो।

**मर्कसोल**—यदि पीब पैदा होने की आशंका हो तो।

**एपिस**—जगह ज्यादा फूली हुई हो और डंक मारने की तरह दर्द हो।

**हिपर सल्फर 3एक्स**-यदि जल्दी पकाना हो तो 3एक्स, और यदि बैठाना हो तो 200।

**साईलीशिया** 6एक्स या 30 क्रम में फोड़े को जल्दी फोड़कर पीब निकाल देगी। पुराने फोड़ों में 200 या 1000 या अन्य उच्च क्रम में दें।

**आरनिका**—बार-बार छोटे फोड़े हों तो।

**कैलकेरिया सल्फ 6 एक्स विचूर्ण**—फोड़ा फूट जाने या नश्तर लगवाने के बाद ज़ख्म जल्दी भरने के लिए।

**फ्लोरिक एसिड**—गुदा में या आंख के किसी कोने में नासूर हो जाने पर।

**मरक्यूरियस बाइवस**—दांत की जड़ में फोड़ा होने पर।

**पाइरोजन**—खून खराब होकर बहुत फोड़े-फुंसी निकलें, बदबूदार पीब हो।

**सल्फर**—बार-बार फोड़ा निकले।

**आर्सेनिक**—जलन, सड़न, बदबूदार मवाद, पुराने ज़ख्म से काला मवाद निकलना।

**एचीनेशिया**—10 बूंद गर्म पानी में मिलाकर धोना और छः बूंद 2-3 बार दिन में देने से बार-बार होनेवाले पुराने से पुराने फोड़ों को फायदा होता है।

**कैलेण्डूला Q**—पानी में मिलाकर ज़ख्म को धोना और पिलाना चाहिए।

## एक्ज़ीमा

**ग्रेफाइटिस**—एक्ज़ीमा शरीर में कहीं भी हो, खुश्क हो या लेसदार पानी निकलता हो, जहां एक्ज़ीमा न हो वहां की खाल भी खुश्क हो। ठोड़ी पर, कान के आसपास, हाथों पर, पैर पर कहीं भी हो, पुराने से पुराने रोगियों को भी लाभ हुआ है। 1000 और इससे ऊंचे क्रम तक देने की ज़रूरत पड़ती है।

**सोरिनम**—बार-बार एक्ज़ीमा हो जाए, खुजाते-खुजाते ज़ख्म पड़ जाएं, ऐसा लगे कि ज़ख्म सड़ रहे हैं, बदबूदार मवाद निकले। पुराने रोगियों में खास तौर से उपयोगी। 200 या 1000 देर-देर से दें।

**रसवेन व रसटाक्स**—खाज अधिक। छाले-से पड़ जाएं, सूखी पपड़ी जम जाए।

**साइकूटा** –दाढ़ी का एक्ज़ीमा, बिना खाज का एक्ज़ीमा।

**क्रोटन**—चेहरे और जननेन्द्रियों का अण्डकोष पर खाज-भरा एक्ज़ीमा।

**ओलियेण्डर**—सिर पर चांद में गीला एक्ज़ीमा, मवाद की पपड़ी जम जाए। खुजली से मवाद या पानी बहे।

**काली म्योर**—एक्ज़ीमा सब तरह का जिसमें सफेद-सफेद भूसी-सी जम जाए, खुजाने से उतरे, बहुत बार चेचक का टीका लगवाने या औरतों के मासिक धर्म में गड़बड़ या बन्द होकर ऐक्ज़ीमा हो जाए। बच्चों के माथे पर तथा चेहरे पर एक्ज़ीमा।

**हिपर सल्फर**—अण्डकोष पर या और जगह हो, ठंड से बढ़े। मवाद पड़ जाए।

**बोविस्टा**—हाथ की पीठ पर हो तो।

**कैलकेरिया कार्ब**—खड़िया की तरह पपड़ी जम जाए।

**ट्यूबरकुलीनम**—पुराने एक्ज़ीमा रोग में, चमड़ा मोटा, काला पड़ जाए, दवाएं लाभ न करें। 200 या 1000 महीने में एक दफा।

**आर्सेनिक, एलूमिना, एण्टिम क्रूड, सल्फर** आदि-आदि दवाओं की भी ज़रूरत पड़ सकती है।

## दाद

दाद की बहुत-सी लगाने वाली दवाएं मिलती हैं किन्तु दाद उनसे

एक बार अच्छा होकर फिर दुबारा-तिबारा हो जाता है। उपयुक्त होमियोपैथिक दवा खाने से सदा के लिए आराम हो सकता है। दाद पर लगाने के लिए जो मरहम बनाए जाते हैं, उनमें मुख्य चीज़ क्राइसोफेनिक एसिड होती है। यह सफूफ-सी होती है। 4 ग्रेन एक आउंस **जैतून के तेल** या **वैसलीन** में मिलाकर लगाने से, कहते हैं, दाद के कीड़े कर जाते हैं।

**वैसिलीनम** 200—पुराने दाद के लिए हफ्ते में एक बार दें।

**लाइकोपोडियम या ग्रेफाइटिस**—मूंछों में दाद हो। खुश्की ज़्यादा हो।

**नैट्रम सल्फ** 200—हफ्ते में एक बार सेवन करें। **रसटाक्स, सल्फर, सीपिया** आदि भी काम में आती हैं। **एण्टिम क्रूड**—मूंछों के दाद में और नाखूनों के पास दाद हो जाए—नाखून अन्दर की तरफ बढ़कर मांस में घुस जाएं तो।

**हिपर सल्फर**—सर्दी में रोग बढ़ना, जननेन्द्रिय या अण्डकोष के पास दाद हो।

**सोरिनम**—पुराना दाद बार-बार हो जाए। 200 या 1000 क्रम में देर-देर से।

**टैल्यूरियम**—हाथ-पांव या चेहरे पर दाद, ठोड़ी में खाज, उस्तरा खराब लग जाने से ठोड़ी का फूल जाना, बदबूदार स्राव निकलना, खाज के साथ दर्द।

## हाथ-पैर की उंगलियों में गट्ठे

**फैरम पिक्रीकम** 3X—इनकी अच्छी दवा है। जलन और पीब हो तो **नाइट्रिक एसिड**। **हाइड्रैस्टिस** Q तेल या ग्लीसरीन में मिला कर गट्ठों पर लगाएं।

## कारबंकल

यह एक फोड़ा है जिसे अदीठ भी कहते हैं। यह प्रायः डायबिटीज़ के रोगियों को होता है। अक्सर पीठ या गर्दन पर होता है। मांस सड़ने लगता है और बदबू आने लगती है। डायबिटीज हो तो उसकी चिकित्सा जरूरी है।

**एन्थ्रेक्सीनम** 3-200—शुरू में देना चाहिए। इससे प्राय: लाभ होता है। **एपिसमेल**—दर्द डंक मारने-सा हो। **आर्सेनिक**—सड़ना शुरू हो जाए। **एचीनेशिया**—गलने-सड़ने में। **टैरेण्टूला क्युबेन्सिस**—दर्द व तनाव को बहुत फायदा करता है। **साइलीशिया**—बहुत बदबूदार पीब बहे। **कार्बोवेज**—रोगी कमज़ोर हो तो। **लैकेसिस**—नीला पड़ जाए तो।

## मुहांसे

**बरबेरिस एक्वाफोलियम**—एक-दो बूंद रोज़ लगातार लेने से मुहांसे ठीक हो जाते हैं। सुहागा आग पर भूनकर तेल या वैसलीन में मिलाकर मुहांसों पर लगाना चाहिए।

**एस्टीरियस र्यूबेंस**—6 या 30—किशोरावस्था में लड़कियों व लड़कों के चेहरे पर दाने-दाने से मुहांसे निकलना।

**आर्सेनिक ब्रोम** 30—सप्ताह में एक बार दें।

**एण्टिम क्रूड, नाइट्रिक एसिड, कैलकेरिया कार्ब, ग्रेफाइटिस** आदि दवाएं भी काम में आती हैं। हफ्ते में एक बार **सल्फर** 30 देना भी लाभदायक है।

# 12. स्त्री-रोग

गर्भ धारण करने और सन्तान को जन्म देने के लिए स्त्रियों के शरीर में कुछ विशेष अंग होते हैं—योनि, गर्भाशय, डिब-ग्रन्थियां, डिब-प्रणाली और स्तन। इनके जो रोग हैं, वे ही स्त्री-रोग कहलाते हैं। मुख्य-मुख्य स्त्री-रोगों की चिकित्सा का संक्षिप्त विवरण प्रस्तुत है—

## योनि-प्रदाह व योनि के अन्य रोग

**एकोनाइट**—सर्दी लगकर बुखार हो गया हो, योनि में जलन, सूजन हो, पेशाब में तकलीफ हो। बेचैनी, घबराहट।

**आरनिका**—चोट लगने से प्रदाह होने पर।

**कैन्थेरिस**—पेशाब की तकलीफ ज़्यादा हो—जलन व दर्द हो।

**मरक्यूरियस**—एकोनाइट के बाद या रोग पुराना पड़ जाने पर पीब निकलती हो तो।

**सीपिया**—सूज़ाक के कारण प्रदाह या पुराने प्रदाह में। योनि में ऐसा लगे कि सब-कुछ बाहर निकल पड़ेगा। पीब-खाज आदि।

**बोरैक्स**—पीब बहुत ज़्यादा आती हो।

**नाइट्रिक एसिड**—पारे का दोष होने पर, योनि में जलन, पीब, फुंसियां।

**सल्फर**—पुराना प्रदाह, योनि की खुजली, जलन पैदा करने-वाली असह्य खुजली। योनि के अन्दर-बाहर छोटी-छोटी फुंसियां। योनि में

नासूर हो जाना, बवासीर ।

**डलकिस**—तेज़ खुजली, सूजन, रात में खाज का बढ़ना साथ ही पीलिया, सफेद दस्त, बवासीर ।

**स्टेफिसेग्रिया**—संगम के समय योनि में कष्ट ।

**आर्सेनिक**—योनि में जल-भरी फुंसियां होने पर । सड़ना आरम्भ होने पर, जलन, बेचैनी ।

## मासिक-धर्म के रोग

12-13 वर्ष की उम्र से शुरू होकर 40-45 वर्ष की उम्र तक हर महीने नियमित रूप से रजःस्राव या मासिक धर्म होता है । कई कारणों से इस नियमित रजःस्राव में कमी-बेशी होना, दर्द से होना या न होना, समय के पहले बन्द होना या बन्द न होना, ज़्यादा होना आदि गड़बड़ियां हो जाती हैं । इन सब उपसर्गों की दवाएं निम्न प्रकार हैं—

**पल्साटीला**—यह स्त्रियों के रोगों की प्रमुख दवा है । और भिन्न-भिन्न प्रकार के उपसर्गों में काम आती है । 12-13 वर्ष की हो जाने पर भी रजोदर्शन न हो तो यह उपयोगी सिद्ध होगी । इसका लक्षण है—देर से, हर चीज़ देर से । पहला रजोदर्शन देर से हो या एक-दो बार होकर बन्द हो जाए या बीच में गर्भ ठहरे बिना मासिक धर्म न हो या महीने के बजाय 40-50-60 दिन में या दो-चार महीने में हो, इन सब लक्षणों में यह काम देगी । मासिक धर्म में रज कम निकलता हो तो भी यह काम करेगी । मासिक स्राव न होने से, कम होने से या देर में होने से कई उपद्रव पैदा हो जाते हैं जैसे सिर में भारीपन, भूख न लगना, छाती धड़कना, जी मिचलाना, सर्दी लगना, खून की कमी, पेट में भारीपन, श्वेत प्रदर आदि ।

**सल्फर**—पहला ही रजोदर्शन देर से हो या फिर देर में हो या कम हो तो । पुराने रोग में ।

**सिनीसियो**—एक बार भी रजोदर्शन न हुआ हो या एक-दो बार होकर रुक गया हो, या बीच में अकारण ही बन्द हो गया हो तो मूल अर्क की दो-दो बूंद रोज़ 3-4 बार देने से कुछ दिनों में मासिक धर्म खुल जाता है । अनियमित ऋतु की भी यह अचूक दवा है । कभी दो या

कभी चार महीनों में ऐसा होता हो, या नाक या मुंह से खून आने लगे, यक्ष्मा के लक्षण प्रकट हों।

**एकोनाइट**—सर्दी लगकर ऋतु बन्द होने पर यह दवा देनी चाहिए।

**ब्रायोनिया**—रजस्राव न होकर नाक या मुंह से खून निकलने लगे। सुई चुभोने का-सा दर्द, सूखी खांसी।

**सिमिसिफूगा**—मासिक बिलकुल न होना, पेडू में दर्द, खास तौर से बाईं तरफ।

**फैरम मेट**—खून की कमी के कारण रजोरोध हो तो पल्साटीला के साथ-साथ इसे देने से लाभ होता है।

**मैंगेनीज डाइआक्साइड** 1 X—एक-एक ग्रेन दिन में 3-4 बार लेने से रजोरोध दूर होता है। गर्म पानी के टब में बैठना तथा सेंक करना लाभकारी होता है।

**कोनियम**—नियमित रूप से मासिक धर्म न हो। कभी एक महीने, कभी दो या तीन महीने बाद हो।

**चायना**—कमजोरी के कारण रजोरोध होने पर।

**हेमामेलिस**—मासिक धर्म न होकर नाक या मुंह से खून आने लगे।

**फैरमफास**—नाक से खून आए।

**इपिकाक**—चमकीले लाल रंग का खून हो।

**सीपिया**—खुलकर मासिक धर्म न हो, थोड़ा स्राव हो।

**ग्रेफाइटिस**—बहुत देर से मासिक हो, योनि में खाज।

## ऋतुशूल या डिसमैनोरिया

मासिक धर्म के समय पेडू, कमर आदि में कभी-कभी तेज़ दर्द होता है। रोगिणी दर्द से छटपटाती है। मासिक कम होता है और कष्ट अधिक। निम्नलिखित दवाएं इसमें लाभकारी सिद्ध हुई हैं।

**पल्साटीला**—थोड़ा रज, कमर, पीठ व पेडू में दर्द। मासिक के समय काला, गाढ़ा या मैला खून निकलना।

**सिमसिफूगा**—ऋतु से पहले सिर में दर्द, पेट में ऐसा दर्द जैसा बच्चा पैदा होते समय होता है। मैले रंग का थोड़ा स्राव, जंघाओं

तक दर्द फैल जाए।

**बेलाडोना** —ऐसा दर्द कि मानो पेडू में से सब चीज़ें बाहर निकल पड़ेंगी। एक दिन पहले ही दर्द हो जाना, सिर-दर्द।

**मैगनेशिया फास 3 X विचूर्ण** —गर्म पानी में घोलकर जल्दी-जल्दी देने से दर्द में लाभ होता है। पेडू व कमर में सेंक करना उपयोगी है।

**वाइबर्नम आपुलस Q**—3-4 बूंदें गर्म पानी में घण्टे-घण्टे-भर बाद देने से दर्द कम पड़ जाता है।

**ऐपिस**—डंक मारने का-सा दर्द।

**कालीफाइलम**—ऐंठन, सुई गड़ने का-सा दर्द, दर्द और अंगों में भी फैल जाए। दर्द के समय मदर-टिंचर की 2-3 बूंद की मात्रा दें।

**जैन्थोजाइलम, काकुलस, कैमोमिला, जैलसीमियम, सीपिया सिकेलीकार** आदि दवाएं भी देखें।

## अधिक मासिक अथवा अति रजस्राव

नियमित समय से पहले या बाद में प्रचुर मात्रा में मासिक स्राव होना या 4-5 दिन के बजाय 8-10 या अधिक दिन तक होना भी रोग है। रोगिणी खून अधिक निकल जाने से दुर्बल हो जाती है, चेहरा पीला पड़ जाता है और कमजोरी के कारण अनेक व्याधियां उत्पन्न हो जाती हैं।

**अशोक Q** —यह इस रोग की प्रसिद्ध दवा है। आयुर्वेद में भी इसकी बहुत प्रशंसा की गई है। नियमित रूप से सेवन करने पर रोग मे काफी लाभ पहुंचता है। 4-5 बूंद, दिन में दो बार।

**कैलकेरिया कार्ब**—समय से पहले प्रचुर मात्रा में स्राव, 4-5 दिन के बजाय 10-15 दिन तक रहता है। खास तौर से ज़रा मोटी औरतों में लाभकारी होता है।

**चायना**—ज़्यादा मात्रा में कुछ काले रंग का स्राव, अत्यधिक कमज़ोरी, कान में 'भों-भों' की आवाज़।

**हाइड्रेस्टिस Q या 3एक्स**—यह दवा हर प्रकार के अतिरज में लाभ पहुंचाती है।

**पल्साटीला**—खास तौर से 45 वर्ष की अवस्था में जब मासिक धर्म सर्वथा बन्द होने को होता है, लक्षणानुसार दिया जाता है।

**सैबाइना**—ज़रा स्थूल स्त्रियों के लिए लाभकारी है।

**क्रोकस सैटाइवा**—काला-काला स्राव, जिसमें छीछड़े भी रहते हैं। बदबू भी कभी-कभी होती है।

**हेमामेलिस**—चोट-फोट लग जाने से या वैसे ही काले रंग का स्राव।

**लैकेसिस** 30 या 200—45 वर्ष की उम्र में रजनिवृत्ति के समय।

**मिलिफोलियम**—लाल रंग का खून अधिक मात्रा में।

**थ्लेस्पीबर्सापैस्टोरिस Q**—दर्द के साथ अधिक मात्रा में अधिक दिन तक रहनेवाला स्राव। 5 बूंद की एक मात्रा दें।

**फाइकसरिलीजियोसा** (पीपल) Q—यह भी बहुत लाभकारी सिद्ध हुआ है। सभी प्रकार के अतिरज में लाभकारी है। लक्षणानुसार **एरीजेन Q, बोरैक्स, कैमोमिला, प्लेटीना, फैरम** आदि दवाएं काम में आती हैं। लाल छाल के केले के छोटे-छोटे टुकड़े काटकर शुद्ध घी में तल-कर सालिब मिश्री पीसकर उसके साथ लगा-लगाकर एक-एक केला रोज खाने से आश्चर्यजनक लाभ होता है।

## श्वेत प्रदर या ल्यूकोरिया

बच्चेदानी से काला-पीला-नीला या किसी भी प्रकार का स्राव निकलते रहना प्रदर है, मगर अक्सर सफेद पानी होने के कारण इसे सफेद पानी या श्वेत प्रदर कहते हैं।

**पल्साटीला**—खास दवा है, दर्द हो या न हो, स्राव पीला हो या सफेद, गाढ़ा, मासिक धर्म के बाद दर्द बढ़ना। रुआंसा स्वभाव।

**कैलकेरिया कार्ब**—दूध के रंग का स्राव, जलन, खुजली, दर्द।

**सीपिया**—दर्द, कब्ज़ियत, पीले-हरे रंग का बदबूदार स्राव। दुबली-पतली औरतों के लिए लाभकारी। जरायु का स्थान-भ्रष्ट हो जाना।

**ओवाटैस्टा** 3X—कमर में बेहद दर्द, पीला या सफेद स्राव।

**नाइट्रिक एसिड**—पारे का या उपदंश का दोष रहने पर पुराना प्रदर। बदबूदार, मांस के धोवन-सा स्राव।

**ऐल्युमिना**—जलन, बहुत ज़्यादा पानी बहना, एड़ी तक टपक पड़ने वाला स्राव, दिन में ज्यादा होना, कब्ज़, ठण्डी चीज़ों के प्रयोग से आराम।

**एम्ब्रा**—रात को बढ़ने वाला गाढ़ा स्राव बलगम-सा। योनि में सुई गड़ने-सा दर्द।

**बोरैक्स**—गरम पानी-सा सफेद स्राव, रोगिणी उत्तेजित व स्नायविक हो जाए। ज़रा-सा शोरगुल सहन न हो पाए।

**बोविस्टा**—कपड़े पर पीला दाग लग जाना, गाढ़ा व लेसदार स्राव, कामेच्छा प्रबल, चलने के समय पानी पड़ना, पीला या हरा ज़ख्म पैदा करनेवाला स्राव, रोगिणी अपना माथा बढ़ा हुआ समझती है।

**ग्रेफाइटिस**—सवेरे उठने पर सफेद पतला, खाल उधेड़ने वाला ज़्यादा स्राव। पीठ में कमज़ोरी, 24 घंटे पानी पड़ना, जरायु व डिम्बकोष कड़े, स्थूल अंग की रोगिणियों को अधिक लाभ पहुंचाता है।

**क्रियोज़ोट**—पीला ज़ख्म करनेवाला स्राव, कपड़े पर दाग छोड़ता है।

**सल्फर**—पुराना रोग।

**कैलकेरिया फास, कैलकेरिया सल्फ, कालीफास**, **हाइड्रैस्टिस, काली-बाई, मरक्यूरियस, नैट्रम म्योर** आदि दवाएं भी काम आती हैं।

## रजोनिवृत्ति

40 से 50 वर्ष की उम्र में स्त्री को मासिक धर्म होना सर्वथा बन्द हो जाता है। उस समय कभी-कभी अति रजस्राव हो जाता है और कई दिन तक रहता है। रोगिणी कमज़ोर हो जाती है।

**लैकेसिस**—इस रोग की यह अति उत्तम औषधि है। बार-बार गर्मी लगना, पसीने, हाथ-पांव एवं सिर में जलन, नींद के बाद रोग बढ़ना।

**सैंगुनेरिया** 3X—ऐसा लगे कि पेडू में से सब-कुछ बाहर निकल पड़ेगा। योनि बड़ी-बड़ी लगे। खूब मैला पड़े।

**जैबोरेण्डी**—ज़्यादा पसीना आए, तबीयत घबराए।

**चायना व फैरममेट** तथा अति रज की अन्य दवाएं भी लेनी चाहिए।

## जरायु (बच्चेदानी) के रोग—जरायु-प्रदाह

**वैरेट्रम विरिड** 3X—यह दवा जरायु अथवा गर्भाशय-प्रदाह की आरम्भिक अवस्था में बहुत उपयोगी सिद्ध हुई है। बुखार, दर्द, जाड़ा लगना आदि सबमें राहत पहुंचाती है।

**पाइरोजन**—गर्भाशय में प्रदाह के बाद सड़न, बदबूदार स्राव या पीब आए तो।

**सैबाइना**—साफ लाल खून—थक्का-थक्का आए तो।

**बेलाडोना**—जरायु में जलन, दबाव, मानो भीतर से सब चीज़ें बाहर निकल पड़ेंगी।

**हाइड्रैस्टिस**—जरायु की गर्दन में ज़ख्म, गाढ़ा पीले रंग का प्रदर।

**सीपिया**—खुजली, खून थोड़ा निकलना। पुराना प्रदाह।

## जरायु का स्थान-भ्रष्ट होना

इसको नले हटना या नाभि हटना भी कहते हैं। आगे, पीछे या नीचे को जरायु टेढ़ा हो जाता है।

**सीपिया**—यह इस रोग की बढ़िया दवा है। रोगिणी हाथ से दबाकर रखना चाहती है। उसे ऐसा लगता है कि जरायु योनि-द्वार से बाहर निकल पड़ेगा।

**औरम म्यूरियेटिकम नेट्रोनेटम**—यह दवा भी इस रोग में बड़ी उपयोगी है। पुराने प्रदाह के साथ जरायु बाहर निकलने लगे, तब इसे दें। जरायु की गर्दन में या योनिपथ में ज़ख्म, जरायु का सख्त होना।

इस रोग में लक्षणानुसार **फैरमआयोड** 3X, **बेलाडोना, सिमिसिफूगा, फ्रैकसीनस** आदि कई दवाएं काम में आती हैं। चूंकि इसमें बच्चेदानी के बन्धन ढीले पड़कर वह आगे, पीछे या नीचे की ओर झूल जाती है, इसलिए कुशल दाइयां या लेडी डाक्टर स्त्री को लिटाकर उसे छाती की ओर उठाकर उंगली से जरायु को सीधा कर देती हैं और फिर रबर का छल्ला अन्दर लगा देती हैं, जिससे वह फिर स्थान-भ्रष्ट नहीं हो पाता है। इस उपाय से सहज ही रोग ठीक हो जाता है।

## ट्यूमर तथा कैंसर

प्रायः औरतों को बड़ी उम्र में जरायु में ट्यूमर या कैंसर हो जाता है। शुरू में ही उपयुक्त होमियोपैथिक दवा बहुत लाभ पहुंचाती है।

**कैलकेरिया आयोड 3X विचूर्ण**—एक या दो ग्रेन मात्रा में दिन में 3-4 बार ज़बान पर सूखा डाल दें। हर प्रकार के ट्यूमर के लिए

यह दवा उपयोगी है।

**आर्सेनिक आयोडाइड 3X**—कैंसर में बहुत उपयोगी है।

**कैडमियम सल्फ**—कैंसर में उपयोगी है।

**कोनियम**—ट्यूमर या कैंसर दोनों में लाभ पहुंचाती है।

**थूजा**—कैंसर व ट्यूमर अथवा अन्य किसी भी प्रकार का विकार जरायु में हो जाए तो इसे देना चाहिए।

**रूटा Q**—कहते हैं कि एक बूंद शुगर आफ मिल्क में मिलाकर दो हफ्ते में एक दफा लेने से कर्कट या कैंसर का नाश होता है।

**कार्सीनोसीन**—200 या और भी उच्च क्रम में सप्ताह में एक बार दें। कर्कट व अर्बुद दोनों में लाभ पहुंचाता है।

**थ्लेप्सीबर्सा, हाइड्रैस्टिस, लैकेसिस** आदि दवाएं भी देखनी चाहिए।

## डिम्बकोष के रोग—डिम्बकोष का प्रदाह व सूजन

**एकोनाइट**—प्रदाह के साथ ज्वर, सर्दी लगने से प्रदाह, पेशाब में तकलीफ।

**एपिस**—दाहिने डिम्बकोष में डंक मारने का-सा दर्द, प्यास का अभाव, पेशाब कम।

**लैकेसिस**—बाईं ओर के डिम्बकोष में दर्द, पीब निकलना, कपड़ा तक छूना बुरा लगना, कसकर धोती तक नहीं बांध सकना।

**कोनियम**—पुराना प्रदाह, कड़ापन।

**थूजा**—बाईं ओर कड़ापन, पुराना प्रदाह। सेंक से भी लाभ होता है। **औरम म्यूर नेट्रोनेटम, प्लाटीना, ग्रेफाटिस, पल्साटीला. कोलोसिंथ, फैरमफास** आदि दवाओं को भी देखना चाहिए।

## डिम्बकोष का शोथ

**ऐपिस**—डंक मारने का-सा दर्द, दाहिना डिम्बकोष बड़ा हो। उसमें पानी भर जाता है। कभी-कभी पीब भी पड़ जाती है।

**आयोडियम**—दाहिनी ओर पानी भर जाना, दर्द ऐसा लगे कि योनि की राह सब-कुछ बाहर निकल जाएगा।

सूजन के लिए जो दवाएं लिखी हैं वे सब भी काम में आती हैं।

## डिम्बकोष का स्नायुशूल

**नाजा**—यह इस रोग की मुख्य दवा है। इसे कोब्रा भी कहते हैं। बिना सूजन व प्रदाह के बैचेन करने वाला दर्द।

**एट्रोपिया** 3X—दर्द के वक्त देने से लाभ होगा।

**जिंकम वैलेरियाना** 3X, **स्टेफिसेग्रिया, मैग्नेशिया फास** 3X **सिमिसिफूगा, कोलोसिन्थ** तथा प्रदाह वाली दवाएं भी देखें।

## डिम्बकोष में ट्यूमर तथा कैंसर

ट्यूमर तथा कैंसर होने पर जरायु के कैंसर व प्रदाह आदि वाली दवाएं ही काम में आती हैं। **लैकेसिस, क्रियोज़ोट, आर्सेनिक, आरम म्यूर नेट** मुख्य दवाएं हैं।

दाएं डिम्बकोष की बीमारियों में **बेलाडोना, कैलकेरिया, सीपिया, लाइको, ऐपिस, आयोडियम** ठीक रहती हैं।

बाईं ओर में **लैकेसिस, लीलियम ट्रिग, काली कार्ब, स्ट्रैमोनियम, नाजा** लाभकारी हैं।

**कोनियम**—बहुत-सी पुरानी बीमारियों के लिए लाभप्रद है।

## स्तन-रोग

स्तन भी नारी-जननेन्द्रियों में ही गिने जाते हैं। डिम्बकोष के रोगाक्रान्त होने पर स्तनों में भी कष्ट होता है। चिकित्सा होने पर ठीक हो जाते हैं।

## स्तन में दर्द

**कोनियम**—मासिक के पहले दोनों स्तनों में दर्द व कड़ापन, रज-स्राव कम।

**सैंगुनेरिया**—दाहिने स्तन में दर्द, सांस लेने में कष्ट।

**सिमिसिफूगा**—बायें स्तन में दर्द'

**कैलकेरिया कार्ब**—मासिक धर्म के एक सप्ताह पहले से दर्द, रज-स्राव अधिक।

**पल्साटीला** - स्तन में दर्द, मासिक कम।

## स्तन में फोड़ा या सूजन

**बेलाडोना**—स्तन लाल, दर्द, दूध पिलाने वाली माता के चोट लग जाने से सूजन व दर्द।

**एकोनाइट**—बुखार, ठंड लग जाने से दर्द व सूजन।

**ब्रायोनिया**—स्तन कड़ा, फोड़ा होनेवाला हो।

**हिपर सल्फर**—पीब पैदा हो जाए।

**कैलकेरिया सल्फ**—पीब निकल जाने के बाद ज़ख्म भरने के लिए। **साइलीशिया तथा फाइटोलेक्का** भी देखें।

## स्तन में कैंसर (ट्यूमर)

**फाइटोलेक्का**—पुराने ट्यूमर की अच्छी दवा है। इसके मदर टिंचर गरम पानी में मिलाकर सेंकने चाहिए।

**कोनियम**—कैंसर की उत्कृष्ट दवा है।

**हाइड्रैस्टिस, आर्सेनिक आयोड, सिमिसिफूगा, आर्सेनिक, थूजा** आदि भी उपयोगी हैं।

## हिस्टीरिया

यह भी प्रधानतः स्त्री-रोग ही है और इसका सम्बन्ध स्त्री-जननेन्द्रियों से है। कुछ लोग इसे केवल वातरोग कहते हैं और कुछ मानसिक रोगों में इसकी गणना करते हैं, पर देखा गया है कि यह रोग स्त्रियों को ही होता है। पुरुषों को तो कभी अपवाद-रूप में ही हो तो हो। इसमें पूरी बेहोशी या आधी बेहोशी हो जाती है। कपूर या खुशबूदार चीज़ें सुंघाने, पानी के छींटे मुंह पर देने से जल्दी होश आ जाता है। पर होश में लाने को ज़्यादा उपचार नहीं करना चाहिए।

**इग्नेशिया**—मुख्य दवा है। पेट से गोला-सा उठकर मुंह तक आता मालूम हो, सांस रुकने लगे, पहले खुशी, फिर उदासी। चुप रहना। बात को छिपा रखना। फिक्र, रंज, गम या किसी भी प्रकार की परेशानी होते ही दौरा पड़ जाना। तम्बाकू का धुआं बर्दाश्त न होना। हिचकियां, उल्टी हो जाना। निराशा, आंखों में पानी भर आना, रोना चुपचाप परेशान रहना। दूसरों से तकलीफ न कहना।

**प्लेटीना**– बराबर अपनी बीमारी का हाल दूसरों को बताते रहना, अपने को बहुत बड़ा समझना, मासिक धर्म की खराबी के कारण दौरे आना, उदासी, बेचैनी ।

**एसाफिटीडा**—पेट का गोला हलक तक आना, सांस रुकना, पेट फूलना आदि । रोगिणी अत्यधिक संवेदनशील होती है ।

**वैलेरियाना**—दौरे पड़ते रहें । जब दौरे न हों तो अनेक तरह की बीमारियों का वहम रहता है । अन्य दवाएं काम न करें तो इसका प्रयोग करके देखना चाहिए । मिज़ाज चिड़चिड़ा, पेट में अफारा मालूम होना । लक्षणों के अनुसार बहुत-सी दवाएं हिस्टीरिया में काम आती हैं—

जैसे **सिमिसिफूगा, नक्स, पल्साटीला, टैरेण्टुला, नक्स मास्केटा** आदि । रोगी से सहानुभूति नहीं दिखानी चाहिए और उसके सामने रोग का वर्णन नहीं करना चाहिए ।

### गर्भपात

**सैबाइना**—गर्भ के पहले तीन महीनों में गर्भपात की आशंका होने पर, अर्थात् दर्द होने लगे और खून आने लगे, तो यह दवा दो-दो घंटे पर देने से अवश्य लाभ होगा ।

**आरनिका**—गिर पड़ने या भारी चीज़ उठाने, या चोट लगने के कारण गर्भपात की आशंका में ।

**सिकेली**—चौथे-पांचवें महीने के गर्भपात की आशंका में ।

**कैमोमिला**—गुस्सा आदि या मानसिक उत्तेजना के कारण गर्भपात की आशंका में । **ऐपिसमेल, फासफोरस** आदि भी काम में आती हैं ।

गर्भपात हो जाए तो **पल्साटीला** 200 या **सिकेली** 200 की दो-एक मात्रा दे देनी चाहिए । जिस महीने में एक बार गर्भपात हुआ हो उससे एक महीना पहले ही उपर्युक्त दवाएं देने से बार-बार गर्भपात की आशंका जाती रहती है ।

**एलेट्रिस फैरीनोजा** Q—जिनको बार-बार गर्भपात हो, उन्हें 5-5 बूंद सुबह-शाम गर्भ-काल में बराबर दें ।

## सूतिका-ज्वर

प्रसव में गड़बड़ हो जाने से, गन्दे हाथ लग जाने या किसी प्रकार जरायु दूषित होने से ज्वर हो जाता है। बाज़ वक्त फूल का कोई टुकड़ा रह जाने से सड़न पैदा हो जाती है। इसमें तेज़ बुखार होकर मृत्यु तक हो सकती है।

**एकोनाइट, वैरेट्रम विरिड, बेलाडोना, काली सायनेटम, रसटाक्स, पाइरोजन** इसकी खास दवाएं हैं। सफाई रखना ज़रूरी है।

## बन्ध्यात्व

कोई भी स्त्री रोग न हो फिर भी यदि विवाह के काफी दिन बाद भी बच्चा पैदा न हो अर्थात गर्भ ही न रहे तो यह बांझपन या बन्ध्यात्व कहलाता है। पुरुष के वीर्य की परीक्षा से यदि यह निश्चय हो जाए कि वीर्य में कोई दोष नहीं है तो स्त्री के बन्ध्यात्व को दूर करने के लिए निम्न दवाएं काम देती हैं:—

**कोनयम**—मुख्य दवा है। देर में और कम रज निकलना, स्तनों में खास तौर पर मासिक के दिनों में या पहले दर्द होना। 30-200 सप्ताह में एक बार काफी दिनों तक दें।

**बोरेक्स** 6 या 30—श्वेत प्रदर बहुत हो।

**आयोडीयम**—स्तन संकुचित रहने पर।

**सीपिया**—कामेच्छा का अभाव। उदासीनता।

**फासफोरस**—कामेच्छा अधिक, मासिक स्राव के स्थान पर नाक आदि से खून निकले। जरायु दोष।

# 13. बाल-रोग

जिन रोगों का वर्णन अब तक किया गया है, वे रोग बालकों को हो जाएं तो वही दवाएं लक्षणानुसार कम मात्रा में देनी चाहिए।

कुछ ऐसे रोगों व लक्षणों का, जो प्रायः बालकों को ज़्यादा होते हैं, संक्षिप्त वर्णन नीचे देते हैं—

## बाल-जिगर

बच्चे का जिगर जन्म के समय बढ़ा हुआ होता है, पर वह धीरे-धीरे सिकुड़कर पसलियों के नीचे आ जाता है। यदि यह ठीक न सिकुड़े तो बच्चे को अपचन रहने लगता है। दस्त आते हैं और पीलिया होकर पेट में पानी भर जाता है। इसी को बाल-जिगर कहते हैं।

**कैलकेरिया आर्स 3X चूर्ण**—इसकी खास दवा है।

**कैमोमिला**—पैदा होने के दो-तीन दिन में ही पीलिया हो तो।

**कैलकेरिया कार्ब**—सिर बड़ा, सिर पर पसीना ज़्यादा आए, पेट फूला हुआ हो, दस्त या कब्ज़, सफेद टट्टी। **पोडोफाइलम**—पतले दस्त आने पर। **मरक्यूरियस**—पीलिया में। **नाइट्रिक एसिड**—मुंह के घाव में। **चैलीडोनियम Q**—सफेद टट्टी, जिगर बढ़ा हुआ, आंखें पीली। **कालमेघ Q, कार्डस Q, सार्सापरीला** आदि भी देखें।

## नाभि के रोग

नाल काटने के बाद कभी-कभी नाभि फूल जाती है या उसमें पीब

पड़ जाती है। गरम पानी से धोकर **कैलेंडूला** दस बूंद एक छटांक तेल में मिलाकर लगाएं। **साइलीशिया** 30 दें। अगर पीब में बदबू हो तो **आर्सेनिक**। सूजन और दर्द हो तो **बेलाडोना**।

## कांच निकलना

टट्टी जाते समय गुदा का कुछ भाग बाहर निकल आता है। **पोडोफाइलम** इसकी मुख्य दवा है। **फास्फोरस** भी काम में आती है। यदि पेशाब करते समय ही कांच निकले तो **एसिड म्योर** देना चाहिए।

## ब्रह्मतालु न भरना

ब्रह्मतालु 7-8 मास में भर जाता है। न भरे तो **सल्फर** 30 एक मात्रा दें। एक सप्ताह में भी लाभ नज़र न आए तो **कैलकेरिया कार्ब** दें। **कैलकेरिया फास** या **साइलीशिया** भी कभी-कभी दिए जाते हैं।

## मुंह में घाव

**बोरैक्स**—सफेद घावों में। **रसटाक्स** और **वायोला ट्राइकलर** भी अच्छी दवाएं हैं।

## सिर में जूं

खूब सफाई रखनी चाहिए। **सैबाडिल्ला** Q 1 भाग को 20 गुने पानी में मिलाकर सिर को अच्छी तरह धो डालना चाहिए। **नैट्रम म्योर** 12X खिलाना चाहिए। **स्टेफिसेग्रिया** 30 देने से भी लाभ होता है।

## मस्तिष्क में जल-संचय

सिर बड़ा होता है और उसमें पानी भर जाता है। **सल्फर, कैलकेरिया** और **साइलीशिया**—ये तीन इस रोग की मुख्य दवाएं हैं। लक्षणानुसार देने से रोगी ठीक हो जाते हैं।

## दांत निकलना

दांत निकलते समय बच्चों को कुछ न कुछ तकलीफ हो ही जाती

है। **कैमोमिला** 12 इसकी बहुत अच्छी दवा है। **कैलकेरिया फास** 6X **विचूर्ण** देते रहने से दांत आसानी से निकल आते हैं। जो रोग हो, उसकी दवा देनी चाहिए।

## नींद में पेशाब

**सिना**—यदि कीड़े हों तो। गहरी नींद में पेशाब होने पर **बेलाडोना**। पेशाब रोका न जा सके—**जैल्सीमियम**। पेशाब में बदबू हो तो **बेंजोइक एसिड**। पेशाब में **यूरिक एसिड** हो तो **लाइकोपोडियम**। **मुलियन आयल** दो बूंद रोज़ देने से रोग में जल्दी आराम होता है। **सीपिया, सल्फर** आदि भी काम आती हैं। **फैरमफास** 6X तथा 200X रोज़ या सप्ताह में एक-दो बार सोते समय दें।

## सूखा रोग

पहले **सल्फर** 30 दें, थोड़े दिन बाद **कैलकेरिया कार्ब** दें। **एब्रोटेनम** भी इस रोग की मुख्य दवा है। भूख ज़्यादा लगे तो **आयोडियम** दें। हड्डियां कमज़ोर हो जाएं और उनमें चूने का भाग कम हो तो **कैलकेरिया कार्ब** फायदा करता है। **कैलकेरिया फास** दुबले बच्चों के लिए उपयोगी है।

## रोना

कभी-कभी बच्चा रोता है पर न कारण बता सकता है, न पता चलता है।

**कैमोमिला**—चिड़चिड़ा, सदा गोदी में चढ़कर घूमना चाहे।

**क्यूप्रम**—रोने के समय क्रोध से सांस बन्द होने लगना। **इग्नेशिया**—रोने से सारा शरीर कांपना। **जैलप**—दिन-भर सोना और रात-भर रोना। **सोरिनम**—दिन-रात बराबर रोना। **लाइको**—रात को सोये, पर दिन-भर रोये। **एगेरिक्स**—चलना-बोलना देर से सीखे। चलते समय अक्सर गिर पड़े।

## बच्चे के विकास में कमी

**बैराइटा कार्ब**—बच्चों का शारीरिक और मानसिक रूप से विकास

न हो। शरीर न बढ़े, कद छोटा रहे, दिमाग भी विकसित न हो। बड़ा होने पर भी बचपन की हरकतें करे। बच्चे का खेलने को जी न चाहे।

**कैलकेरिया फास** 6X—बच्चे की हड्डियां कमज़ोर हों। दांत देर से निकलें। 2-3 टिकिया, दो दफा रोज़, काफी दिनों तक दें।

**लैथाइरस**—चलने में लड़खड़ाए, घुटने आपस में टकराएं।

**एब्रोटेनम**—पेट बढ़ता जाए, जिस्म सूखता जाए या केवल टांगें सूखती जाएं।

# 14. कुछ विशेष रोग

## कैंसर अथवा कर्कट रोग

आजकल कैंसर एक भयंकर रोग माना जाता है और वर्तमान में होने भी ज़्यादा लगा है। जहां विज्ञान ने कीटाणुनाशक (एण्टीबायोटिक) दवाओं का आविष्कार कर बहुत-से रोगों के कीटाणुओं को नष्ट कर उन रोगों की चिकित्सा सुलभ की है, वहां अभी तक कैंसर की कोई दवा नहीं निकली, और न इसके कारणों का ही पूरी तौर से पता लगा है।

कर्कट रोग शरीर के किसी भी अंग के तन्तुओं में हो सकता है। यह शुरू में एक बतौड़ी, अर्थात् ट्यूमर या गांठ के रूप में होता है। यह ट्यूमर या गांठ शुरू में छोटी होती है और दर्द भी नहीं होता। मगर जब भी कहीं इस तरह की गांठ-सी नजर आए और महीना या बीस रोज़ में भी बैठे नहीं, तो फौरन चिकित्सा शुरू कर देनी चाहिए। यह गुठली-सी गांठ ज़बान पर, गाल में, शरीर के बाहर किसी भी जगह, अन्दर गले में, नाक में, स्त्री के स्तन में, गर्भाशय में, मेदे में, बगल में, फेफड़े में, जिगर में —मतलब यह कि कहीं भी हो सकती है। यह बढ़ती जाती है, पास के तन्तुओं को खाती है, आगे जाकर पकती है, ज़ख्म हो जाता है, मवाद व खून निकलने लगता है। ज़ख्म सड़ने लगता है। किसी तरह भी अच्छा नहीं होता। आजकल अस्पतालों में अमुक गांठ कैंसर है या नहीं इसका निर्णय उस जगह का थोड़ा मांस लेकर, उसका परीक्षण करके करते हैं। इसे 'बायोप्सी' कहते हैं। बायोप्सी के बाद निर्णय हो जाने पर उसका कोई

इलाज नहीं। उस हिस्से को काट देते हैं—बाज़ वक्त स्त्री की पूरी छाती काट देते हैं, बच्चेदानी निकाल देते हैं, गाल या जीभ का वह हिस्सा काट देते हैं। मगर काटने के बाद कर्कट प्रायः दूसरी जगह उभर आता है। कभी-कभी तो यह खून में ही व्याप्त हो जाता है जिसे '**ब्लड कैंसर**' कहते हैं। यदि शुरू से ही होमियोपैथिक दवा दी जाए तो 100 में से 75 रोगी ठीक हो सकते हैं। मगर बिजली से जलाने या काटने के पहले ही होमियोपैथिक दवा शुरू करनी चाहिए।

यद्यपि कैंसर के कारणों का पता नहीं चला है, मगर अनुमान है कि मानसिक क्लेश, चिन्ता, दुःख आदि इसे जन्म देते हैं। विज्ञान ने पता लगाया है कि तम्बाकू पीना, खाना इस रोग को जन्म देता है। शरीर में किसी प्रकार की कमजोरी पैदा होने से इस रोग को निमन्त्रण मिलता है। युक्ताहार-विहार का बहुत ध्यान रखना चाहिए—

कुछ अनुभूत दवाएं, जो कैंसर शुरू होते ही देनी चाहिए—

**कार्सीनोसीन** 200—सब प्रकार के कैंसरों में एक मात्रा सप्तांह में या मास में देनी चाहिए, अन्य दवाओं के बीच भी दी जा सकती है।

**आर्सेनिक** 30 **या** 200—यदि जलन अधिक हो।

**कोनियम** 30 **या** 200—छाती या मांसल स्थानों के कर्कट में। **कोनियम** 1000 से प्रायः छाती के कैंसर ठीक हो गए हैं।

**कालीसायनेटम** 30 **या** 200—ज़बान के कर्कट को आराम हुआ है। खास तौर से उन रोगियों में, जिनको स्नायविक दर्द (न्यू-रेल्जिया) चेहरे का होता था या होता हो। सप्ताह में 2 बार 30 या 200 क्रम में एक बार दें। ज़ख्म हो गया हो तो एक भाग कैलेण्डुला मदर टिंचर 10 गुने पानी में मिलाकर कुल्ले करें।

**हाइड्रैस्टिस** Q **या** 3 X—खास तौर से गर्भाशय के कर्कट में दें। इसका लोशन (1-10) बनाकर पिचकारी दें। दर्द कम करता है। आगे चलकर 200 सप्ताह में एक बार दें।

**कार्बोएनीमेलिस** 3X या 30—जब कैंसर फूटकर मवाद निकलने लगे।

**एकोनाइटरेडिक्स**—एक या दो बूंद जल में मिलाकर दर्द कम करने के लिए बहुत उपयोगी है। घण्टा, दो घण्टा या आधा घण्टा बाद तब तक

वार-बार दें जब तक दर्द बन्द न हो।

**रेडियमब्रोमेट** 30 **और सीलीनियम** 30—सब तरह के कैंसर में सप्ताह में एक बार। गले, मेदे, होंठ के कैंसर **काण्डूरेंगो** Q या 6 देना लाभकारी है। होंठ व कानों में ज़ख्म हो जाते हैं।

**फास्फोरस 30 या** 200—जब मुख, गले, होंठ या गाल के कैंसर में रोगी को बहुत ठण्डा पानी पीने की इच्छा हो—बरफ चूसे और उससे आराम मिले तो यह दवा दें। फासफोरस ने कई रोगियों को लाभ पहुंचाया है। मेदे में कैंसर हो और यही लक्षण हो, मगर पानी मेदे में जाकर थोड़ी देर में ही उल्टी हो जाए तो भी यह दवा दिन में एक बार या सप्ताह में एक बार दें। अवश्य लाभ होगा।

**हैल्कालावा** 3X—हड्डियों के कैंसर में उपयोगी है।

कैंसर एक व्यापक रोग है, इसकी लक्षणानुसार बहुत दवाएं हैं। यहां केवल थोड़ी-सी दवाओं का ही वर्णन किया गया है।

## खून की कमी (एनीमिया)

हमारे खून में दो तरह के कण होते हैं, एक लाल, दूसरे सफेद। लाल ज़्यादा होते हैं, सफेद कम। लाल की संख्या घटकर सफेद की बढ़ जाए या लाल कण कमज़ोर पड़कर उनकी लाली कम हो जाए तो उसे खून की कमी या 'एनीमिया' कहते हैं।

एनीमिया होने पर रोगी की भूख कम हो जाती है, हाथ-पैर दुखने लगते हैं, रंग पीला-सा पड़ जाता है, कमज़ोरी मालूम होने लगती है, खाना हज़्म न होना, सिर में दर्द और चक्कर भी आने लगते हैं, नाड़ी-गति 72 से बढ़कर 80-85 तक हो जाती है, कलेजे में धड़कन होने लगती है, कभी-कभी हल्का ज्वर भी रहने लगता है, रोगी सुस्त रहता है। हर रोगी को इनमें से कुछ लक्षण दिखने लगें तो खून की परीक्षा करवा लेनी चाहिए। मासिक धर्म में अधिक खून निकल जाने से भी एनीमिया हो जाता है; मगर बिना खून बहे भी यह रोग हो जाता है। देखा गया है कि व्यवसाय में हानि, चिन्ता, मानसिक क्लेश, गन्दी जगहों में रहने आदि कारणों से भी खून की कमी हो जाती है।

**निम्नलिखित कुछ दवाएं इस रोग में उपयोगी पाई गई हैं—**

**चायना 3X या 6**—किसी भी तरह शरीर से अधिक खून निकल जाने पर।

**कैलकेरिया फास** 12X—सब प्रकार की रक्त-स्वल्पता की उत्तम औषधि है। 5-5 टिकिया दिन में दो-तीन बार दें।

**फैरमम्योर** 3X **विचूर्ण**—औरतों के लिए खास तौर से लाभकारी है। 2-2 रत्ती चूर्ण दो-तीन दफा ज़बान पर भोजन के बाद लें।

**पल्साटीला**—यह औरतों के नये रोग में बहुत लाभकारी है।

**नैट्रमम्योर** 6X, 200—पुराना रोग। शरीर में सुस्ती खासतौर से मानसिक क्लेश आदि के कारण रोग होने पर। मलेरिया के बाद की रक्त-स्वल्पता में उपयोगी।

**आर्सेनिक** 3X—एक बूंद या दो रत्ती चूर्ण दिन में दो-तीन दफा दें। जब कमजोरी अधिक मालूम हो, रोगी पड़ा रहे। मन में अशांति हो।

**नेट्रमसल्फ** 3X **विचूर्ण या टिकिया**—दिन में 2-3 दफा लें।

आंवला, पालक, टमाटर आदि खून बढ़ाते हैं। नीबू भी पथ्य है। उपर्युक्त दवाओं के अतिरिक्त **फैरममेट, पिक्रिक एसिड, फासफोरस** आदि अनेक दवाओं की जरूरत पड़ सकती है। मुख्य दवाएं उपर्युक्त ही हैं।

# 15. दवाओं के विशेष लक्षण

पिछले पृष्ठों में यद्यपि हमने रोगों के नाम देकर ही दवाएं लिखी हैं, पर रोग के नाम का होमियोपैथी में इतना महत्व नहीं है जितना रोगी के लक्षणों का। रोगी के लक्षणों का दवा के लक्षणों से मिलना बहुत ज़रूरी है।

रोगी के लक्षणों में आप देखेंगे कि कुछ लक्षण मुख्य होते हैं, कुछ गौण और कुछ ऐसे भी होते हैं जो बड़े प्रबल रूप से रोगी में प्रकट होते हैं। जैसे एक रोगी को बुखार है—बुखार बहुत-से रोगों में होता है और बहुत-से रोगियों को होता है; मगर बुखार में रोगी को मान लीजिए बेहद प्यास है—वह दो-दो मिनट में पानी मांगता है और घूंट या दो घूंट पीता है—थोड़ी देर बाद फिर इसी तरह पानी मांगता है। यह प्यास बुखार के हर रोगी को नहीं होती। यह लक्षण रोगी का विशिष्ट लक्षण है।

चूंकि होमियोपैथिक दवाएं वही होती हैं जो स्वयं अधिक मात्रा में खाने से वैसे ही लक्षण पैदा कर सकती हैं, इसलिए रोगी के विशिष्ट लक्षण की तरह हर दवा के भी विशिष्ट लक्षण होते हैं। वे विशिष्ट लक्षण यदि रोगी में मिल जाएं तो कोई भी रोग हो, वह दवा उसे ज़रूर फायदा करेगी। मिसाल के तौर पर ऊपर कही गई प्यास आर्सेनिक नामक दवा में होती है और 'आर्सेनिक' का यह विशिष्ट लक्षण है। हर

दवा मेंकुछ विशिष्ट लक्षण होते हैं। यह लक्षण मिला लेना ज़रूरी है। इन विशिष्ट लक्षणों के आधार पर एक ही दवा अनेक रोगों में उपयोगी होती है। यहां हम ज़्यादा काम आने वाली 25 होमियोपैथिक दवाओं के विशिष्ट लक्षण दे रहे हैं। पाठक ये दवाएं देने के पूर्व यदि इन लक्षणों का ध्यान रखेंगे तो अवश्य सफल होंगे।

**एकोनाइट**—(1) सख्त परेशानी और मौत का डर, बेहद बेचैनी और करवट अथवा जगह बदलते रहना। रोगी का अपने मौत के दिन की भविष्यवाणी करना। (2) भरी हुई, सख्त तेज़ नाड़ी। (3) एकदम पसीना रुक जाने या सूखी-ठंडी हवा के लगने से पैदा होनेवाली बीमारियां। (4) रोग का आक्रमण एकदम और ज़ोर से होता है। शाम को व रात को रोग बढ़ता है।

**एण्टिम क्रूडम**—जीभ बिलकुल सफेद, मिजाज़ चिड़चिड़ा, बच्चा छूने से चिढ़ता है, यहां तक कि कोई उसकी तरफ देखे तो भी उसे बुरा लगता है। नहाने से रोग बढ़ना। सख्त मस्से। पित्ती जो नहाने से तथा धूप दोनों से बढ़े। पेट खराब, खाते ही, पीते ही उल्टी।

**आर्सेनिक**—(1) बीमारी का दौरा-सा होना, खास वक्त पर या खास समय के बाद। जैसे पारी से बुखार आना या दो रोज़ या 4 रोज़ में नियम से किसी भी रोग का होना। (2) ज़रा-से परिश्रम से ही बेहद कमज़ोरी। रोगी शुरू में ही ऐसा लगे जैसे महीनों का बीमार है। अत्यन्त दुर्बलता। (3) लक्षणों की विषमता। जैसे ज्वर ही हो तो विषम ज्वर, ज़ख्म हो तो ज़ख्म अच्छा ही न हो, कैंसर हो जाए। घातक लक्षण। (4) बेहद परेशानी व बेचैनी। कमज़ोरी के कारण चाहे रोगी छटपटा न सके, मगर मानसिक छटपटाहट और अत्यन्त बेचैनी। (5) बेहद जलन सब जगह। (6) दर्द आराम करने से, रात को और ठण्ड से बढ़े। (7) न बुझने वाली प्यास—बार-बार जल्दी-जल्दी पानी पिए, मगर एक बार में घूंट-दो घूंट ही पिए।

**एण्टिमटार्ट**—छाती में बहुत बलगम जमा हो जाना, घर्-घर् की आवाज़। खांसी, गुस्सा होने से खांसी बढ़ना, चर्म-रोग, त्वचा पर पीव भरी फुंसियां।

**आरनिका**—(1) सारा शरीर ऐसे दुखे जैसे रोगी को बहुत चोट

लगी है या उसे खूब पीटा गया है। (2) सब तरह की चोटों में उपयोगी

**ऐपिस**—(1) उनींदगी अर्थात् आधी नींद-सी। (2) हाथ-पांव, चेहरे आदि पर सूजन, (3) प्यास का नितान्त अभाव, (4) गर्मी का बर्दाश्त न होना। (5) डंक मारने का-सा दर्द। (6) रोग का तीसरे पहर 4 से 6 बजे तक बढ़ना। (7) शरीर में दुखन-सी मालूम होना।

**बेलाडोना**—(1) दर्द धीरे-धीरे बढ़ता है, एकदम बन्द हो जाता है और दूसरी जगह प्रकट हो जाता है। (2) दर्द की जगह हल्के से दबाने से दुखती है मगर ज़ोर से दबाना बर्दाश्त हो जाता है। (3) गर्म लाल त्वचा, भर्राया हुआ चेहरा, भरी हुई सख्त नाड़ी, गले की खून की नाड़ी फड़कती है, बौरान और हर इन्द्रिय के विषय में ज़्यादा अनुभूति—जैसे धीमी आवाज़ भी शोर लगना आदि। (4) पुतलियों का फैल जाना, लाल आंखें, रोशनी बुरी लगना। (5) रोग प्रायः रोगी की दाईं तरफ होता है।

**ब्रायोनिया**—(1) अन्यमनस्कता, गहरी सुस्ती; (2) आराम करने से अच्छा रहना, हरकत से रोग बढ़ना। (3) तेज़ सुई बिंधने जैसा दर्द, (4) सिर-दर्द और आंख की तकलीफ को छोड़कर शेष सब लक्षणों में गर्मी से चैन पड़ना। (5) रोग की जगह नाज़ुक हो जाती है। छूने से भी कष्ट होता है।

**बैप्टीशीया**—टायफायड बुखार में उपयोगी, सारा बदन दुखता है, कमज़ोरी, अर्ध निद्रा, ऐसा लगे कि सिर या शरीर बड़ा हो गया है।

**कैलकेरिया कार्ब**—(1) मोटा और थुलथुल शरीर। (2) सिर पर पसीना अधिक आना। (3) छोटी-गर्दन, सिर बड़ा, पेट उभरा हुआ। (4) ठण्डे पांव, ऐसा लगे कि गीले मोजे पहने हुए है। (5) खट्टी कै होना। (6) दस्त, मेदे में खट्टापन, शाम को दस्तों का बढ़ना। (7) सांस फूलना। (8) रोगी ढीला, सुस्त और दीर्घसूत्री। (9) समय से पहले, मात्रा में अधिक और दीर्घकाल तक मासिक धर्म।

**बैराइटा कार्ब**—टांसिलों का ज़रा ठण्ड लगने पर बढ़ जाना, बच्चों व बूढ़ों के लिए उपयोगी। बड़ी उम्र होने पर भी बचपन की-सी हरकत करना। शरीर व मन का कुण्ठित विकास।

**चायना**—(1) थोड़ा भी खाने के बाद अफारा। (2) रोग जो

शरीर से किसी भी तरह खून निकल जाने या अधिक दस्त या अधिक पेशाब हो जाने से पैदा हो। (3) गर्मी व गर्म कमरे में आराम, मगर खून बहने में ठण्डी हवा अच्छी लगती है। (4) खून की कमी के कारण उत्पन्न रोग।

**कैमोमिला**—(1) स्वभाव बहुत अधिक चिड़चिड़ा, बच्चा गोदी में फिरना चाहता है, नहीं तो रोता है। (2) दर्द का बर्दाश्त न होना। (3) शाम को और रात में गर्मी से रोग बढ़ना।

**कार्बोवेज**—(1) मल-मूत्र अथवा शरीर से निकलने वाले स्राव या फोड़े-फुंसी से निकलने वाला मवाद बदबूदार। (2) बेहद जलन, रोगी हर वक्त पंखा चाहे, सड़न। (3) टांगों व घुटनों का ठण्डा पड़ जाना। (4) पेट में अफारा, विशेषतया ऊपर को। (5) शिराओं (गन्दे खून की नीली नालियों) में खून का बहाव धीमा, यहां तक कि रुक ही जाए।

**डल्कामारा**—(1) वर्षा में भींग जाने से पैदा होने वाला रोग (2) ठण्ड, बरसाती हवा या गर्मी में यकायक ठण्ड लग जाने के कारण पैदा होनेवाले रोग। (3) रोग का बरसात व बरसाती हवा से बढ़ना।

**जैल्सीमियम**—(1) मानसिक गहरी सुस्ती, काम करने को जी न चाहना, ऐसा लगे कि रोगी बेसमझ या बेवकूफ-सा है। (2) बेहद कमज़ोरी, पट्ठे ढीले पड़ गए हों और गहरी दुखन। (3) आंख की पेशियों का पक्षाघात—जैसे पलक का गिर जाना या आंख की पुतलियों का काम न करना, आदि। हल्का बुखार जिसमें प्यास न हो। (4) मानसिक आघात या दिल को धक्का लगने से पैदा होने वाले रोग। (5) आने वाले काम का भय, जैसे सभा में जाना है तो रोगी डरता है कि वहां कैसे बोलूंगा; कोई मुलाकात है तो घबराता है कि कैसे बातचीत होगी। (स्टेज फ्राइट)।

**ग्रेफाइटिस**—उदासी, कब्ज़, मोटापा, त्वचा पर छिल्केदार तर ज़ख्म, एग्जीमा आदि इसके मुख्य लक्षण हैं।

**हिपर सल्फर**—(1) रोग जिसमें कहीं न कहीं मवाद पड़ जाए। (2) ठंडी हवा बहुत बुरी लगे और उससे रोग बढ़े। (3) स्नायु-मंडल अति अनुभूतिशील। (4) तेज़ चीजें जैसे सिरका या खटाई खाने की इच्छा। (5) त्वचा पर फोड़े-फुंसी, कोई भी जख्म हो तो पक जाए।

**इपिकाक**—(1) बराबर जी मिचलाना। (2) जबान साफ। (3) बेहद मतली, कै होना और कै के तुरन्त बाद फिर जी मिचलाना।

**इग्नेशीया**—हिस्टीरिया की मुख्य दवा। मानसिक क्लेश, भय, हानि, दु:ख, रंज व फिक्र से पैदा होनेवाले रोग। रोगी चुप रहकर दु:खी रहता है।

**कालीबाइक्रोम**—(1) बलगम या मवाद गाढ़ा, लेसदार और चिपचिपा यहां तक कि निकालते समय तार बंध जाए। (2) मोटे व थुल-थुल बच्चों के रोग। (3) ज़ख्म जो गहराई तक जाते हैं। (4) गले में नज़ला गिरना। दर्द जो उंगली के पोरवे के नीचे ढके जा सकें।

**लाइकोपोडियम**—(1) सायंकाल 4 बजे से 9 बजे तक रोग का बढ़ना। (2) ठंड से रोग का बहुत बढ़ना। (3) रोग दाहिनी ओर से शुरू होकर बाईं ओर जाए। (4) मल-मूत्र आदि स्रावों में बदबू। (5) पेशाब में लाल तलछट रहना।

**लैकसिस**—(1) शरीर बहुत अनुभूतिशील, गर्दन पर कपड़ा बिलकुल न सुहाए। (2) रोग का ज़ोर बाईं ओर हो (3) आम तौर से सोकर उठने के बाद रोग का बढ़ना, रोगी रोग-वृद्धि में ही सो जाता है। (4) स्त्रियों की 40-50 वर्ष की उम्र में रजो-निवृत्ति में उपयोगी। (5) शरीर नीला-नीला हो जाना, खास तौर से त्वचा पर जो दाने आदि उभरें, वे नीले होते हैं।

**नक्सवोमिका**—(1) दुबला-पतला, चिड़चिड़े स्वभाव वाला रोगी। (2) स्नायविक पित्तप्रकृति का रोगी। (3) बाहरी चीज़ों, शोर-शराबे आदि को अधिक महसूस करना। (4) कब्ज़-कुशा या जुलाब की दवाएं ज़्यादा खाने, ज़्यादा बैठे रहने या बढ़िया खाना खाने से पैदा होनेवाले रोग। (5) सुबह उठता है तो थका हुआ जैसे सारी ताकत निकल गई हो। (6) कब्ज़, टट्टी साफ न होना, ऐसा लगना कि कुछ मल रह गया है।

**मर्कसोल**—(1) सांस में बदबू। (2) मोटी-ढीली जबान जिस पर दांत का निशान पड़ जाए। (3) गला बाहर से दुखना। (4) ठंडी हवा बुरी लगना और उससे रोग बढ़ना। (5) ज़ख्म गहरे न हों, ऊपर ही ऊपर हों। (6) पाखाने में बहुत थूकना, पाखाना साफ न होना, होने के

बाद भी हाजत बनी रहना। (7) रात को रोग का बढ़ना।

**नैट्रम म्योर**—(1) दुर्बल शरीर, खून की कमी और पौष्टिक भोजन का अभाव। (2) सिर में सामने की तरफ हथौड़ी मारने का-सा दर्द। (3) बाल जहां खाल से मिलते हैं वहां किनारे पर फोड़े-फुंसी आदि होना। (4) कमर का दर्द, जो सख्त चीज़ पर लेटने से कम महसूस होता है। (5) तेज़ प्यास। (6) रोटी खाने से अरुचि। (7) 10-11 से लेकर सायं 4-5 बजे तक रोग का बढ़ना।

**फासफोरस**—(1) तन्तुओं में से चर्बी का घटना। (2) हड्डियों का गलना। (3) मानसिक परिश्रम से डरना। (4) दर्द रहित दस्त, मगर अत्यन्त दुर्बलता व थकावट पैदा करने वाला। (5) छाती में कष्ट। (6) प्यास रहित हलका कमज़ोर बुखार। (7) पीठ में रीढ़ की हड्डी के आसपास जलन सहित दर्द होना। (8) चलते समय लड़खड़ाना व टांगों का कांपना। (9) नाक, फेफड़े, मेदे आदि से खून निकलने की प्रवृत्ति। (10) जलन। (11) बाईं करवट लेटने से रोग बढ़ना। (12) गरम कमरे से बाहर ठंड में जाने पर रोग बढ़ना।

**पल्साटीला**—(1) मिज़ाज नर्म, मुलायम, जल्दी से मान जानेवाला। (2) रोना जल्दी आ जाना। बात-बात में आंखों में पानी भर जाना। (3) लक्षणों का जल्दी-जल्दी बदल जाना या स्थानान्तर हो जाना। (4) ठंडी खुली हवा में और घूमने-फिरने से चैन पड़ना। (5) शरीर से निकलने वाले स्राव गाढ़े-पतले, हरे-पीले न लगनेवाले। (6) प्यास का अभाव। (7) शाम को खाना खाने के बाद और आराम के वक्त रोग के लक्षणों का बढ़ना। (8) चेहरा पीला, गर्मी के साथ कुछ सर्दी-सी भी लगना। (9) हर काम देर से, अजीर्ण—खाने में दो घंटे के बाद, मासिक धर्म हमेशा देर से, ज़ुकाम में भी देर से पक जाने पर ही निकलना, पीला बलगम आने लगे।

**रसटाक्स**—(1) बेहद बेचनी, बराबर करवट बदलना तथा स्थान बदलना। (2) आराम करने पर रोग बढ़ना; चलने, फिरने व हरकत करने पर रोग में कमी मालूम होना। (3) ठंड व नमी या बरसात से रोग बढ़ना। (4) ज़बान सफेद मगर आगे का छोटा तिकोनिया भाग लाल।

**सल्फर**—रोगी गन्दा रहता है, शारीरिक सफाई पसन्द नहीं करता। (2) पानी से या नहाने-धोने से बचता है। (3) सुबह 11 बजे मेदे पर ऐसा लगता है कि हृदय बैठा जा रहा है। (4) बिल्ली की-सी नींद, ज़रा-से खुटके से खुल जाए। (5) हथेलियों, तलवों और सिर में चोटी की जगह बेहद जलन। (6) ठीक-ठीक दवा देने पर भी शरीर में प्रतिक्रिया न हो तो प्रतिक्रिया उत्पन्न करने के लिए। (7) कंधा झुकाकर बुड्ढों की तरह चलना। (8) खाता कम है, पीता ज्यादा है। (9) सुबह के वक्त कै, दस्त, बिस्तर से उठकर टट्टी के लिए भागता है। (10) रात को रोग का बढ़ना।

**साइलीशिया**—(1) ऐसे फोड़े-फुंसी या जख्म-नासूर, जिनमें मवाद निकले और अच्छे ही न होते हों। (2) पांव में बदबूदार पसीना। (3) कब्ज—मल गुदाद्वार से बाहर आता-आता फिर अन्दर चला जाए। (4) सिर-दर्द—गुद्दी से शुरू होकर सिर से आगे तक फैल जाए। (5) नये चांद के दिनों में ठंड से, और सवेरे के वक्त रोग का बढ़ना।

**सीपीया**—तेज हरकत से आराम, पीला चेहरा, अपने से उदासीनता, पेट में अथवा स्त्रियों के गुप्तांगों में ऐसा लगे कि सब कुछ नीचे गिर रहा है।

**स्पाइजेलीया**—शरीर के बाईं तरफ के रोगों के लिए। बाईं तरफ का आधा सिर का दर्द, सूरज के साथ बढ़ने वाला। स्नायु शूल कहीं भी। साइटिका, दिल के रोगों में लाभकारी।

**थूजा**—सूज़ाक व उसके उपसर्गों की मुख्य दवा। चेचक या चेचक के टीके से उत्पन्न रोगों के लिए अकसीर। मस्सों की खास दवा। रोगी अपने आपको कांच का बना समझता है।

**वैरेट्रम एलबम**—हैज़े में उपयोगी। कै, दस्त व ठण्डा पसीना, सारा बदन ठण्डा। अन्दर से जलन।

# 16. आकस्मिक दुर्घटनाएं

## चोट

गिरने से, फिसल जाने से, लड़ाई-झगड़ा हो जाने से चोट लग जाती है। ये चोटें भिन्न-भिन्न प्रकार की होती हैं। उनकी दवाएं और उपचार भी भिन्न-भिन्न होते हैं। पहले उन चोटों को लेते हैं जिनमें मांस फटकर खून नहीं निकलता।

चोट की जगह सूजन हो गई है और दर्द भी है, या काला दाग पड़ गया है तो आर्निका 6 या 30 की एक बूंद या 4 गोलियां फौरन खिला दें और दिन में जब तक दर्द ठीक न हो 2, 3 या चार बार देते रहें। तुरन्त **आर्निका म० टि०** एक छोटा चम्मच आधा प्याला गरम पानी में डालकर उसमें कपड़ा भिगोकर चोट की जगह पट्टी रखें। हल्दी और चूना मिलाकर चोट की जगह लेप करने से भी लाभ होता है। तेल में हल्दी पकाकर गरम-गरम पट्टी बांधने से चोट का दर्द दूर होकर सूजन दूर होती है। गरम सेंक गुम चोटों के लिए बहुत लाभकारी है। रबर की बोतल में गरम पानी भरकर सेंकना चाहिए। प्राकृतिक चिकित्सा के मत से इस प्रकार की चोट में ठण्डे पानी की पट्टी दी जाती है। महात्मा गांधी हमेशा ठण्डी पट्टी या मट्टी की पट्टी का ही प्रयोग करते थे। चोटों की सूजन मिट जाने पर भी कभी-कभी दर्द रहता है तो **आर्निका** 30 या 200 देना लाभकारी होगा। बहुत-सी चोटें अच्छी होने के बाद बरसात के मौसम में या ज्यादा ठण्ड पड़ने पर दर्द करने लगती हैं, **आर्निका** 200 या 1000

सप्ताह में एक बार देने से ठीक हो जाती हैं। चोट लगने पर जो बदन में दर्द, दुःखन होती है उसे आर्निका दूर करती है। मामूली-सी चोट लग जाने पर **आर्निका म० टि०** रुई की फुरेरी से चोट की जगह लगाने से तुरन्त आराम पहुंचता है।

### मोच खाना

चोट लगने पर हाथ या पांव मुड़ जाए, चलने या हिलाने-डुलाने में तकलीफ हो तो उसे मोच कहते हैं। शुरू में उपर्युक्त आर्निका का सेवन करें। आर्निका के बाद रूटा मोच में बहुत काम देता है। 3 या 30 क्रम की दो-तीन मात्रा रोज़ देने से मोच में लाभ होता है। मोच वाली जगह को गरम पानी में नमक डालकर सेंकना बहुत उपयोगी है। पुरानी चोटों या मोचों में टेसू के फूल उबालकर उनकी पोटली बनाकर उसी गरम पानी से सेंक देना चाहिए।

### चोट से ज़ख्म

जब चोट लगकर मांस फट जाता है तो खून बहने लगता है। सबसे पहले खून बहना बन्द करना चाहिए। खून बन्द करने के लिए सबसे पहले सरसों या तिल का या गोले का कोई भी तेल जो घर में हो उसमें साफ कपड़ा या रुई भिगोकर रखना चाहिए। रुई के ऊपर साफ कपड़ा तेल में भिगोकर रखकर पट्टी बांध दें। केवल खूब ठण्डे या बर्फ के पानी की पट्टी बांधने से भी खून बन्द हो जाता है। ज़ख्म ज्यादा बड़ा हो और मांस काफी फट गया हो तो डाक्टर से टांके लगवा लेने चाहिए। **कैलेण्डूला म० टि०** की 30-40 बूंद आधा प्याला ठण्डे पानी में मिलाकर पट्टी बांधनी चाहिए। चाकू, ब्लेड या तेज़ धार वाले अस्त्र से कट जाने पर भी यही करना चाहिए। खून बन्द करने के लिए फिटकरी भी बहुत उपयोगी है। गाल में ब्लेड से कट जाने पर या उंगली इत्यादि कट जाने पर फिटकरी को उस जगह मलना चाहिए या ठण्डे पानी में फिटकरी डाल कर पट्टी लगाएं। आतिशबाजी या बारूद से जल जाने पर घाव हो जाने पर भी ये ही उपाय करने चाहिए। कटे ज़ख्म पर आर्निका नहीं लगानी चाहिए, कैलेण्डूला म० टि० की पट्टी लगावें। यदि खून काला हो

अर्थात् नीले खून की नाली कटी है तो **हेमामेलिस म० टि०** लगाना और 6 या 30 खिलाना चाहिए। कटने पर या चोट लगने से ज़ख्म हो जाने पर पट्टी बांधने के पूर्व साफ रुई या कपड़े को गरम पानी में भिगोकर ज़ख्म को साफ कर देना चाहिए, कोई धूल, मिट्टी, तिनका आदि उसमें लगा न रहे।

**शिरा या धमनी का कटना**—शिरा वे खून की नालियां हैं जो नीली-नीली नजर आती हैं और वे गन्दे खून को दिल की तरफ ले जाती हैं। धमनियां वे नालियां हैं जो खून को दिल से सारे शरीर में ले जाती हैं। यह खून शुद्ध व लाल होता है। धमनी के कट जाने पर खून झटके या झोंक से निकलता है। और शिरा के कटने पर खून काला धीरे-धीरे समान भाव से निकलता है। धमनी कटने पर खून बन्द करने के उपर्युक्त उपायों के अतिरिक्त ऊपर दिल की तरफ कसकर डोरी या पट्टी बांधने से खन रुकेगा मगर शिरा के कटने पर उल्टी तरफ अर्थात् नीचे शरीर की तरफ डोरी या पट्टी बांधनी चाहिए। जब तक डोरी या पट्टी बांधने का प्रबन्ध हो तब तक धमनी कटने पर धमनी के ऊपर दिल की तरफ वाला हिस्सा अंगूठे से दबा रखना चाहिए और शिरा कटने पर नीचे वाला हिस्सा दबावें। खून बन्द हो जाने पर ऊपर लिखे उपाय करें।

तेज धार वाली छुरी या चाकू से कटने पर खून बन्द होने के बाद **स्टेफिसेग्रिया म० टि०** दस गुने पानी में डालकर पट्टी बांधें तथा यही दवा 3/30 शक्ति में दिन में दो बार खिलावें।

कटने, सुई चुभने या आलपिन घुसने से कभी-कभी नाड़ी (नस) पर चोट लग जाती है—खून वगैरा तो नहीं निकलता, मगर दर्द बहुत होता है—उसके लिए **हाइपरीकम म० टि०** दस गुने पानी में डालकर पट्टी बांधें और यही दवा 3/30 शक्ति की दिन में दो-तीन बार खिलावें।

## हड्डी टूटना

चोट लगने पर हाथ, पांव, छाती कहीं की भी हड्डी टूट सकती है। हड्डी टूटने का सन्देह हो तो एक्सरे ज़रूर करवाना चाहिए और हड्डी को जोड़कर विशेषज्ञ द्वारा पट्टी या प्लास्टर लगाया जाता है। हड्डी को फिर से जोड़ के बांधने का काम विशेषज्ञ ही कर सकते हैं। कई दफा

हड्डी को चोट तो लगती है पर टूटती नहीं, ऐसी दशा में चोट की जगह पट्टी बांध देना तो चाहिए ही, सेंक भी करना चाहिए और **सिम्फोटम म०टि०** दो बूंद दिन में दो बार गर्म पानी में दें। यह दवा हड्डी की तमाम चोटों के लिए लाभकारी है। हड्डी पर आई सूजन को मिटाती है। टूटे जोड़ों को जल्दी ज़ोड़ने में मदद करती है और हड्डी पर चोट के कारण दर्द आदि को शान्त करती है। आंख पर लगी चोट के लिए बहुत लाभकारी है। दर्द को कम करती है। पुरानी हड्डी की चोटों में यदि दर्द वगैरह हो तो यही दवा 30/220 क्रम में देनी चाहिए।

### हड्डी का खिसक जाना या जोड़ उतर जाना

आम भाषा में कहा जाता है—पोंहचा उतर गया, घुटना उतर गया या कंधा उतर गया। होता यह है जहां भी शरीर में मोड़-तोड़ हैं वहां दो हड्डियां अलग-अलग होते हुए भी जुड़ी रहती हैं और मुड़ती-तुड़ती रहती हैं। कभी ज़ोर का धक्का लगने-गिरने आदि से हड्डियों के स्थान च्युत होने को ही उतरना या हड्डियों का खिसकना कहते हैं। बहुत-से हड्डियों को समझने वाले सज्जन डाक्टर न होते हुए भी धीरे से हाथ, पांव, उंगली आदि की हड्डी को पकड़कर ज़ोर से खींचकर अपने स्थान पर बैठा देते हैं। ऐसे विशेष व्यक्तियों या डाक्टर की सहायता लें।

### जबड़ा उतरना

कभी-कभी ज़ोर से हंसने पर, उबासी लेने पर या चिल्लाने पर एकदम नीचे का जबाड़ा लटक जाता है और मुंह खुला रह जाता है, रोगी मुंह बन्द नहीं कर सकता। कान के समीप नीचे का जबड़ा ऊपर की हड्डी के जोड़ पर खिसक जाता है। ऐसे समय रोगी की सुश्रूषा करने वाला होशियार व्यक्ति यदि अपने दोनों अंगूठों पर कपड़ा या रूमाल लपेटकर रोगी के मुंह में दोनों अंगूठों से नीचे के दांतों पर रखकर ज़ोर से दबाकर ज़रा पीछे को झटका देगा तो जबाड़ा झट से बैठ जाएगा। ऐसे समय घबराना नहीं चाहिए।

### सिर में चोट

सिर में चोट के भी वही उपाय हैं जो और चोटों के लिए लिख

चुके हैं। मगर कभी-कभी गहरी चोट लगकर सिर की हड्डी के नीचे दिमाग तक चोट पहुंच जाती है तो रोगी बेहोश हो जाता है। ऐसी दशा में बाहरी पट्टी के अतिरिक्त **आरनिका** 6/30 दिन में दो-तीन बार देना चाहिए। **नेट्रम सल्फ** 6X/200 सिर की पुरानी चोटों के लिए बहुत उपयोगी है। चोट के कारण सिर में दर्द, चक्कर अथवा और मानसिक लक्षण भूल आदि सब इस दवा से ठीक हो जाते हैं।

यदि सिर के कुचलने पर बुखार भी हो तो **नेट्रमसल्फ** 6X और **फैरमफास** 6X मिलाकर दिन में 3 या 4 बार दें। बुखार में **एकोनाइट** 3X भी उपयोगी है। यदि चोट के कारण कै हो जाए तो भी **नेट्रमसल्फ** देना चाहिए। सिर में दर्द अधिक हो तो **बेलाडोना** 3X दें।

### बन्दूक या पिस्तौल आदि की गोली लगना

इसकी उपयुक्त चिकित्सा तो गोली निकालकर मरहम पट्टी करनी ही है जो डाक्टर द्वारा या अस्पताल में करवानी चाहिए। कभी-कभी इस प्रकार के जख्म सड़ने लगते हैं और अच्छे ही नहीं होते। उनके लिए **एकिनेशीया म० टि०** 5 बूंद पानी में दिन में दो-तीन बार देने से ये जख्म ठीक होते देखे गए हैं। बहुत सड़नेवाले जख्म में **गन पाउडर** 3X **विचूर्ण** दिन में 2-3 बार देना लाभदायक है। **कैलेण्डूला** की जल-पट्टी देनी चाहिए। पुराने जख्म में **एकीनेशीया** की जल-पट्टी देना और भी लाभकारी है।

हमारा नाड़ी मण्डल यानी नसें चोट से प्रभावित न हों इसके लिए **हाइपरीकम म० टि०** 30/200 देना चाहिए। चोट लगने पर जख्म होने पर नसें आक्रान्त होकर धनुष्टंकार (टिटेनस) अर्थात् कमर टेढ़ी हो जाती हैं उसके लिए अस्पतालों में तुरन्त एन्टी टिटेनस की सुई लगा देते हैं जिससे वह रोग न हो। **हाइपरीकम** भी इसके लिए उपयोगी है।

**आघात (शॉक)**—कभी-कभी चोट लगने पर चोट बहुत न होने पर भी रोगी भयभीत हो जाता है उसको धक्का-सा लगता है और कभी-कभी बेहोश भी हो जाता है। अक्सर हाथ-पांव ठण्डे हो जाते हैं और रोगी निर्जीव-सा पड़ा रहता है। इसके लिए **कैम्फर म० टि०** को दो-तीन बूंद चीनी में डालकर आधा-आधा घण्टे पर दो-तीन बार दें। यदि इससे गर्मी

न आए तो **कार्बोवेज 6 या बैरेट्रम-एलबम** 6-दोनों में से कोई एक बूंद आधा-आधा घण्टे पर देना उपयोगी है। कभी-कभी **आर्सेनिक 30 या** 200 भी काम में आती है।

## कीड़े का काटना

भौंरा, ततैया, बिच्छू आदि के काटने पर पहले काटी हुई जगह से तेज धारदार पतले चाकू से डंक निकाल देना चाहिए और फिर स्पिरिट कैम्फर, सरसों का तेल, मिट्टी का तेल, हुक्के का पानी या कच्चे प्याज का रस इनमें से किसी भी में रुई भिगोकर उस जगह पट्टी बांध देनी चाहिए। **टिंचर आयोडीन या कैलेण्डूला** भी लगाया जा सकता है। अगर सूजन काफी हो जाए तो **एपिस**6 की दो खुराक रोज दें। मधुमक्खी काटने से कोई उपसर्ग हो तो **कार्बोलिक एसिड** 6—दो-तीन खुराक रोज दें।

**मकड़ी मलना**—मकड़ी काट लेने पर घी में नमक मिलाकर लेप करना चाहिए।

**पागल कुत्ते के काटने पर**—पास के अस्पताल से टीके लगवाने जरूरी हैं। यदि कुत्ता पागल नहीं है तो साधारण उपचार काफी है। पागल कुत्ता, गीदड़ आदि काटने के बाद प्रायः दस दिन में मर जाता है। यदि न मरे समझना चाहिए कि वह पागल नहीं था।

**बिच्छू के काटने पर**—जिस तरफ बिच्छू ने काटा हो उसके विपरीत कान में थोड़ा गरम पानी में नमक घोलकर तीन-चार बार डालने से आराम मिलता है अर्थात् बिच्छू ने दाएं पांव में काटा हो तो बाएं कान में नमक का गरम पानी डाला जाए।

**आंख में धूल**—कोयला, राख आदि गिर जाने पर एक चौड़े प्याले में गरम पानी लेकर उसमें आंख को खोलना-बन्द करना चाहिए, धूल आदि पानी में निकल जाएगी। बाज वक्त छोटा-सा कण पलक के अन्दर चिपक जाता है तो एक दियासलाई या पतला तिनका पलक के ऊपर रखकर दूसरे हाथ से पलक को उलट दें और निवाए पानी में रुई या साफ कपड़ा भिगोकर चिपके हुए कण को धीरे से निकाल दें। आंख को मलना या रगड़ना नहीं चाहिए।

## नाक या कान में कीड़ा घुसना

कभी-कभी नाक-कान में कीड़ा मच्छर आदि घुस जाते हैं। चिमटी से सावधानी से उन्हें निकाल देना चाहिए। कान में थोड़ा तेल गरम करके डालने से कीड़ा मर जाएगा, फिर पिचकारी लगाकर भी निकाला जा सकता है। इसी तरह नाक को थोड़े निवाए पानी से धोकर जोर से छींकने व श्वास बाहर फेंकने से निकल जाएगा।

## आग से जलना

कपड़ों में आग लगने पर कभी भी भागना नहीं चाहिए, बल्कि फौरन लेट जाना चाहिए और कम्बल, बोरी, दरी जो भी मिले उससे जलते हुए व्यक्ति को ढक देना चाहिए जिससे आग बुझ जावे। पानी डालकर आग बुझाने की कोशिश नहीं करनी चाहिए। जलती हुई जगह को मोटे कपड़े या कम्बल आदि से ढक देना ही आग बुझाने का सर्वोत्तम उपाय है। जले हुए स्थान पर हवा न लगे इसके लिए फौरन तेल व चूने का पानी मिलाकर लगाकर साफ कपड़े से ढक देना चाहिए। कुछ भी न मिले तो आटा या मैदा जले हुए स्थान पर छिड़क कर उसे ढक दें। सुविधा होने पर जले हुए स्थान पर **कैन्थेरिस म० टि०** एक और दस के अनुपात में स्पिरिट, पानी या तेल में मिलाकर पट्टी लगा दें। छाला पड़ जाए तो भी उस पर यही पट्टी लगाएं। छाले को फोड़ें नहीं। नारियल तेल और चूने का पानी मिलाकर खूब हिलाकर लगाना भी उपयोगी है।

जब व्यक्ति ज्यादा जल जाए और कष्ट अधिक हो और अस्पताल की सुविधा न हो तो छालों या जख्मों पर **कैलेण्डूला म०टि०** दस गुने जैतून के तेल में मिलाकर पट्टी करें। यदि बुखार, घबराहट, मृत्यु का भय बेचैनी अधिक हो तो **एकोनाइट** 3X दो या तीन घण्टे के अन्तर से दें। जलन, तेज प्यास, बहुत कमजोरी, मृत्यु का भय, बुखार, परेशानी हो तो **आर्सेनिक** 6 दिन में तीन-चार बार दें।

जख्मों में पीब पड़ने लगे तो **हीपर** 6 देना शुरू कर दें। जख्म सड़ने लगे तो **साइलीसीया** 30 दें। बहुत-से लोग जख्मों को हुक्के के पानी से धोकर अच्छा करने का दावा करते हैं। जख्मों को ढके रखना चाहिए रुई बार-बार न बदलें। जलन अधिक होने में **कैन्थेरिस** 6 देना उपयोगी

है। बुखार आदि हो तो खटाई आदि खाने को दें। हल्का भोजन, दूध, चावल, फल आदि दें।

**पानी में डूबना**—पानी में डूबने पर थोड़ी देर बाद ही निकाले हुए आदमियों का यद्यपि सांस बन्द हो जाता है और वे मृतक समान होते हैं मगर बहुत देर न हुई हो तो कृत्रिम उपायों के करने से कई दफा कई घण्टों के बाद भी डूबे हुए व्यक्ति का सांस चलने लगा और उसके प्राण बच गए। यदि डाक्टर या अस्पताल की सुविधा न हो तो डूबे हुए व्यक्ति का मुंह फाड़कर जीभ खींचकर बाहर निकाल देना चाहिए। और उंगली से मुंह में, नाक में, गले में जो बलगम आदि अटका हो साफ कर दें।

फिर रोगी को उलटा लिटाकर उसका पेट पकड़कर ऊंचा करें जिससे सिर झुक जाए और फेफड़ों में जमा हुआ पानी निकले। पेट और छाती को हाथ से दबाते रहना चाहिए। पानी निकालने के बाद रोगी को चित्त लिटाकर उसकी दोनों कोहनी पकड़कर झटके से ऊपर उठाएं और फिर दोनों कोहनी मोड़कर हाथ उसकी छाती पर धीरे-धीरे, पर कसकर दबा रखें। कई बार ऐसा करने से श्वास शुरू हो सकता है।

इससे न हो तो रोगी की नाक बन्द करके उसके मुंह में बार-बार फूंकने से भी श्वास क्रिया शुरू हो सकती है। एक मिनट में 10-12 बार फूंकते रहना चाहिए।

सांस चलने लगे तो रोगी को गरम बिछौने में लिटाकर चाय या गर्म दूध थोड़ा-थोड़ा देना चाहिए। कई दफा कई घण्टे प्रयत्न करने पर श्वास शुरू हो जाता है।

**गले में कोई चीज़ अटकना**—कभी-कभी बच्चे या बड़ों के भी गले में पैसा, फल की गुठली या कोई और सख्त चीज़ अटक जाती है और उससे श्वास रुक कर चेहरा नीला पड़ जाता है और मृत्यु भी हो सकती है। ऐसी अवस्था में पहले तो फौरन बच्चे को उल्टा करके उसका माथा थपथपाना चाहिए और हो सके तो उंगली से अटकी चीज को बाहर निकालना चाहिए। अगर बाहर न निकल सके तो उंगली या चम्मच से उसे अन्दर धकेल देना चाहिए। इससे श्वास रुकना बन्द हो जाएगा। मगर यदि देर हो गई हो और श्वास बन्द हो गया हो तो डूबने वाले के लिए जो क्रिया बताई है वह करनी चाहिए।

कई बार गले में मछली का कांटा या कोई और चीज अटकती है पर सांस पूरा नहीं रुकता तो ऐसी अवस्था में यदि उगली से वह चीज बाहर नहीं निकाली जा सके तो अन्दर धकेल देनी चाहिए।

**सर्प का काटना**—सर्प के काटने पर अस्पताल ले जाने के पहले तुरन्त जहां काटा हो वहां से ऊपर खूब कसकर रस्सी बांध दें, जिससे खून ऊपर न जाए और काटी हुई जगह को तेज चाकू से काटकर उस पर पोटेशियम परमेंगनेट (लाल दवा जो कुंओं में सफाई के लिए डाली जाती है) थोड़े पानी में डालकर जख्म पर लगा दें।

अस्पतालों में सर्प विष के इन्जेक्शन होते हैं, वे लगाने से विष उतर जाता है। इतना करके रोगी को अस्पताल या डाक्टर के पास ले जाएं। बहुत से लोगों का कहना है कि रोगी को नीम के पत्ते बनाए जाएं और सोने न दें तो विष उतर जाता है।

## बेहोशी

कोई रोग न होने पर भी कभी-कभी थकावट, कमजोरी या किसी भय आदि के कारण अनायास ही बेहोश होकर आदमी गिर पड़ता है, उस समय घबराने की कोई जरूरत नहीं है। रोगी के चारों ओर भीड़ इकट्ठा न हो। उसे खुली हवा में लिटा दें। गरमी हो तो बरफ का पानी और नहीं तो सादे पानी से मुंह पर छींटे दें। गले व छाती का कपड़ा ढीला कर दें। हवा बन्द हो तो पंखे से हवा करनी चाहिए। कपूर सुंघाना चाहिए। यदि रोग के कारण बेहोशी हुई हो तो उस रोग की चिकित्सा करनी चाहिए। तात्कालिक कारण मालूम हो जाए तो उसके आधार पर दवा देनी चाहिए। जैसे किसी गुस्से या गहरे मानसिक कष्ट के कारण बेहोशी हो तो **कैमोमिला** 6 दें। दुःख को दबा रखने के कारण बेहोशी हो तो **इग्नेशीया** 6, भय व क्रोध के कारण होने पर **एकोनाइट** 3X या **ओपीयम** 30, बहुत खून निकल जाने की वजह से हो तो **चायना** 6, लगातार जागने के कारण होने पर **नक्सवोमिका** 30, किसी जगह तेज दर्द के कारण बेहोशी होने पर दर्द की दवा के साथ ही **काफीया** 6 या **कैमोमिला** 6 देना लाभदायक है। भूखा रहने यानी उपवास आदि के कारण बेहोशी हो तो पहले बूंद-बूंद दूध या फलों का रस देना चाहिए।

बहुत ठण्ड या बर्फ लगने से बेहोशी हुई हो तो **स्पिरिट-कैम्फर** दें और बदन को गरम मुलायम कपड़े से रगड़ कर गर्म करें। बाज वक्त बेहोशी के बाद कै हो जाती है उसे रोकना नहीं चाहिए। रोगी सोये तो उसे जगाने की कोशिश नहीं करनी चाहिए।

## ज़हर खाना

जानकर या गलती से कोई ज़हर, अफीम, संखिया आदि खाया गया हो तो अस्पताल ले जाने के पूर्व रोगी को कै करवाने का उपाय करना चाहिए। नमक का पानी पिलाकर, गले में उंगली डालकर किसी तरह उल्टी करवाएं। अस्पतालों में डाक्टर पंट में नली डालकर मेदे को धो डालते हैं।

## मरहम लगाना व पट्टी बांधना

ऊपर चोटों व जख्मों के प्रकरण में पट्टी बांधना और मरहम आदि लगाने का जिक्र आया है। उस सम्बन्ध में रुई, पट्टी, गाज और लिन्ट किसी भी दवाफरोश की दुकान से खरीदकर रख लेने चाहिए। रुई बहुत साफ की हुई होती है, पट्टियां गोल लिपटी हुई मिलती हैं। गाज झिन-झिना कपड़ा होता है और लिन्ट एक तरफ साफ और एक तरफ मुलायम रुइदार होता है। गाज लोशन आदि में भिगोकर जख्मों पर रखने में काम आता है और लिन्ट मरहम आदि लगाने व गाज के ऊपर रखकर पट्टी बांधने के काम आता है। कैलेण्डूला, आर्निका आदि सभी दवाओं के मरहम की शीशियां (ट्यूब) मिलती हैं जिनको दबाने से मरहम धीरे-धीरे निकल आती है। फोड़े-फुन्सियों, जख्म पर मरहम लगाने के लिए जख्म को गरम कैलेण्डूला लोशन में रुई भिगोकर साफ कर लेना चाहिए, फिर लिन्ट की साफ तरफ ट्यूब से मरहम निकालकर फैला दें और जख्म या फोड़े पर रखकर थोड़ी रुई ऊपर रखकर पट्ट बांध दें। पट्टी को ऐसे दाहिने हाथ में पकड़िए कि उसका खुला सिरा नीचे की ओर रहे। इस तरह आप अंगूठे से पट्टी को खोलते जाइए ओर लपेटते जाइए। जब पट्टी खतम हो तो उसको कैंची से बीच में काटकर गांठ लगा दें और फिर एक सिरा नीचे से और दूसरा ऊपर से लाकर डेढ़

गांठ लगा दें। बहुत-से फोड़े-फुन्सियों को धूल आदि से बचाने के लिए उन पर प्लास्टर लगाया जाता है। यह प्लास्टर बना बनाया मिलता है। जितनी दूर लगाना हो कैंची से काटकर जरा गरम करके चिपका दें।

## सवारी पर चलने में उल्टी

कई व्यक्तियों को जहाज, रेल, बस, मोटर या नाव में सफर करने पर जी मिचलाने लगता है और उल्टी होने लगती है। पहाड़ों पर जाते हुए, बस या रेल में चक्कर से आने लगते हैं और जी मिचलाकर उल्टी हो जाती है। ऐसा सबको नहीं होता, नाजुक-मिजाज कमजोर दिल वालों को ही होता है। जहाज, नाव या रेल में लेटे रहने पर आराम रहता है। बैठते ही जी मिचलाने लगता है। नीबू या इलायची आदि चूसना लाभकारी है। खाली पेट रहने पर आराम रहता है।

**काकुलस** 6-30—मुख्य दवा है। गोलियों की एक शीशी पास रखनी चाहिए। 2-4 गोली चूसते रहना चाहिए। लेटे रहने से आराम रहता है, सिर उठाते ही चक्कर, मिचली व वमन। पेट में ऐंठन।

**एन्टिम टार्ट** 6-30—एकाएक पेट में दबाव मालूम होना, सुस्ती, मिचली कै।

**एपोमार्फिया** 6—कान में धड़-धड़ आवाज, चक्कर, मिचली, कै।

**नक्सवोमिका** 6—खट्टी कै, कान में गुन-गुन।

**स्टेफिसेग्रिया** 6—चक्कर, सिगरेट का धुआं बुरा लगता है, ऐसा लगता है कि पेट झूल पड़ा है, चक्कर, गिरने का भय।

**थेरीडियम** 6—पानी पीने से, पानी की ओर देखने से और आंख बन्द करने पर मिचली व वमन।

**सेनीकुला** 6—पानी पीने से, टहलने से आराम, गर्मी से रोग बढ़ना, ऊपर की ओर देखने पर जी मिचलाना, ठण्डी चीज खाने की इच्छा।

पेट पर एक गर्म पट्टी कसकर बांध लेने से आराम मिलता है। उससे पेट में आंतें उथल-पुथल नहीं होती।

## दौरा पड़ना

हिस्टीरिया, मिर्गी आदि रोगों में तो दौरे पड़ते ही हैं मगर कभी-

कभी इन रोगों के न होते हुए भी दौरा पड़ जाता है। खासतौर से बच्चों को अकसर दांत निकलने के समय या वैसे ही डर के कारण धमकाए जाने या बहुत गुस्सा आ जाने पर भी ये दौरे पड़ जाते हैं। एकदम बच्चा चौंक पड़ता है। हाथ-पांव अकड़ जाते हैं। सांस रुकता-सा लगता है, चेहरा लाल या नीला हो जाता है, उंगलियां टेढ़ी हो जाती हैं और कई दफा रोगी बेहोश भी हो जाता है। ऐसे समय घबराना नहीं चाहिए। रोगी को खुली हवा में आराम से लिटा दें और कपड़े ढीले कर दें। कपूर या कोई भी खुशबूदार चीज सुंघाएं, पानी के छींटे दें। थोड़ी देर रोगी को लेटा रहने दें। अक्सर दौरा आप ही खुल जाता है और अकड़न दूर हो जाती है।

**बेलाडोना 3X**—इसकी उत्तम दवा है। चेहरा गर्म व लाल हो, नींद में चौंकता हो तो दौरे के वक्त 15-15 मिनट बाद और फिर दिन में दो बार दें।

**एकोनाइट 3X**—डर के कारण दौरा, बुखार, बेचैनी, अकड़न आदि।

**जेल्सीमियम**—मस्तिष्क की बीमारी के कारण होने वाले दौरों में।

**आर्निका**—सिर में चोट के कारण दौरे में।

**सिना**—पेट में कीड़ों के कारण।

**ओपीयम**—भय के कारण, अकड़न, बेहोशी, कब्ज, सांस में कष्ट।

**कैमोमिला**—गुस्से के कारण दौरा। दांत निकलते समय। एक गाल लाल दूसरा सफेद।

**क्यूप्रम**—चेहरा फूला और लाल, मिर्गी जैसा दौरा।

### धूप या लू लगना

गर्मी के मौसम में धूप या गर्म हवा (लू) लगने से प्रायः तेज बुखार, सिर दर्द, घबराहट हो जाती है। बुखार कभी-कभी 105 से भी अधिक हो जाता है। ऐसे समय में रोगी को आराम से लिटाकर ठण्डे पानी से उसका बदन तब तक पोंछते रहें जब तक बुखार 102 तक न आ जाए। गर्दन और माथे पर ठण्डे पानी की पट्टी रखें। रीढ़ की हड्डी पर पानी में रूमाल भिगोकर ऊपर से नीचे की ओर फेरें।

प्याज का रस निकालकर पिलाना तथा हाथ-पांव पर मलना भी उपकारी है।

**ग्लोनाइन** 6—इसकी मुख्य दवा है। जब तक बुखार कम न हो आधा-आधा घण्टे में दें। सिर में चक्कर, घबराहट, गर्मी।

**बेलाडोना**—तेज बुखार, माथा गरम, आंखें लाल, तेज सिर दर्द आदि लक्षण हों तो 3X में आधा-आधा घण्टे बाद दें।

**जेल्सीमियम** 3X/6—प्यास न हो, रोगी निस्तेज हो, बुखार तेज।

**नेट्रम कार्ब**—गर्मी के दिनों में सिर दर्द हो जाना, गर्मी बरदाश्त न होना। आग के पास या धूप में बैठने से रोगी घबराता हो।

**नेट्रम म्योर** 6/30—दिन में 11-12 बजे से शाम तक रोग बढ़े, सिर दर्द, ज्वर, गर्मी, पित्त प्रकृति के लोगों के लिए।

**बेरेट्मविरिड** 3—तेज बुखार, छाती व माथे में रक्त संचय। 4-5 खुराकें। 15-15 मिनट में देने से ज्वर कम होगा।

**बायटे**—इसे अंग्रेज़ी में क्रैम्प कहते हैं। प्रायः प्रौढ़ावस्था में मांसपेशियों के कमज़ोर पड़ जाने पर हाथ, पांव और कभी-कभी छाती और पीठ की मांसपेशियों में एक अकड़न-सी हो जाती है और रोगी बेचैन हो जाता है। प्रायः थोड़ी ही देर में यह ऐंठन या अकड़न ठीक हो जाती है, मगर वृद्धावस्था में काफी देर तक रह सकती है और तकलीफ देती है। आमतौर से ये बायटे आराम करते समय रात को लेटे हुए अधिक आते हैं। दिन में चलते-फिरते रहने में नहीं आते। तेल की मालिश मांसपेशियों के बायटों के लिए सर्वोत्तम औषध है।

जब बायटा आ जाए तो उठकर चलने-फिरने से आराम मिलेगा। तेल की मालिश करने से भी चैन पड़ेगा।

**मैगनेशिया फास** 6X– पांच टिकिया गरम पानी में डालकर गरम-गरम पिलाएं। 15-15 मिनट बाद देने से बायटा बन्द हो जाएगा।

**क्यूप्रम** 200 की एक मात्रा सप्ताह में एक बार देने से बायटे ठीक हो जाते हैं।

तेल मालिश करके धूप में बैठने से शरीर में वाइटेमिन 'डी' बनता है जिससे मांसपेशियां मजबूत होती हैं और बायटे नहीं आते।

# 17. कुछ प्रश्नों के उत्तर

'सरल होमियोपैथिक इलाज' के पाठकों ने कुछ प्रश्न समय-समय पर पूछे हैं। उन प्रश्नों के उत्तर समस्त पाठकों की जानकारी के लिए हम आगे दे रहे हैं।

**प्रश्न** 1—एक्युट और क्रानिक बीमारियों का क्या भेद है और उन्हें कैसे पहचाना जा सकता है?

उत्तर—एक्युट व क्रानिक बीमारियों को हिन्दी में नई या पुरानी बीमारी कहते हैं। वैसे हर पुरानी बीमारी पहले नई होती है। मगर एक्युट बीमारी का अभिप्राय उन रोगों से है जो शुरू होकर जल्दी ही खत्म हो जाते हैं, महीनों या बरसों नहीं चलते। जैसे मलेरिया बुखार, टायफायड, हैजा, जुकाम, दस्त आदि। मगर इन एक्युट रोगों में से कोई-कोई पुराने भी पड़ जाते हैं जैसे जुकाम। पुराने रोगों में दमा, बवासीर, अजीर्ण आदि आते हैं।

बाज पुराने रोगों में एक्युट अवस्था हो जाती है। जैसे दमे के रोगी को श्वास कष्ट का दौरा पड़ गया, वह 3-4 दिन तक रहकर शांत हो जाता है। पुराना दमा चलता रहता है। बीमारी एक्युट हो या क्रानिक लक्षणों के अनुसार ही दवा देनी होती है। जो बीमारी ज्यादा कष्टप्रद है उसमें कष्ट निवारण के लिए जल्दी-जल्दी दवा दे सकते हैं। जैसे हैजे में जिसका भोग काल कुछ घण्टों का ही होता है—15-15 या 30-30 मिनट में दवा देनी होती है और पुराने रोगों में होमियोपैथिक दवा कई

बार तो 1-2 या 3 महीने में ही दी जाती है। पं० मोतीलाल नेहरू के अजीर्ण रोग के लिए जब कलकत्ते के वरिष्ठ स्वर्गीय डॉ० युनान ने एक खुराक दवा देकर महीना भर बाद रिपोर्ट करने को कहा तो उन्हें विश्वास नहीं हुआ। मगर जब उन्हें उससे लाभ पहुंचा तो वे होमियोपैथी के भक्त ही नहीं बन गए, बल्कि उन्होंने होमियोपैथी का स्वयं अध्ययन किया और आनन्द भवन में रोगियों को दवा भी देने लगे।

एक्युट रोगों की पहचान यही है कि लक्षण प्रकट होते ही बढ़ते हैं और दो-चार दिन या सप्ताह-दो सप्ताह में ही इधर या उधर हो जाता है। मगर होमियोपैथिक दवा चुनने के लिए आपका रोग एक्युट है या क्रानिक इसका निदान करने की आवश्यकता नहीं है आप तो लक्षणों को मिलाइए।

**प्रश्न** 2—होमियोपैथिक मत से स्वास्थ्य रक्षा के लिए क्या उपाय करने चाहिए। विशेषतया आंख, कान, दांत, बाल व त्वचा की रक्षा के लिए होमियोपैथिक सिद्धान्त के अनुसार क्या सावधानी बरतनी चाहिए?

उत्तर होमियोपैथी भी एक चिकित्सा का सिद्धांत है। स्वास्थ्य रक्षा के लिए युक्ताहार विहार, के जो नियम हैं उनमें होमियोपैथी का कोई अलग मत नहीं है। इसलिए स्वास्थ्य रक्षा के जो भी नियम हैं उनमें कोई मतभेद नहीं है। जैसे शुद्धाहार, नियमित व्यायाम, दांत, नाक, कान, आंख आदि की सफाई, बालों में तेल आदि का लगाना, सूर्योदय के पूर्व खुली हवा में घूमना, प्राणायाम नियमित रूप से करना यह नियम सब पद्धतियों में समान है।

**प्रश्न** 3—चेचक के टीके (वैक्सीनेशन) तथा हैजा आदि को रोकने वाले टीकों (इम्युनाइजेशन) के बारे में होमियोपैथी का क्या मत है?

उत्तर—इस सम्बन्ध में भिन्न-भिन्न मत हैं। बहुत-से होमियोपैथिक चिकित्सक इनके खिलाफ हैं और बहुत-से उदासीन। इन टीकों से रोगों को रोकने में सफलता मिली है इससे इन्कार नहीं किया जा सकता। हां, इन टीकों के कुछ कुपरिणाम भी देखे गए हैं। उन कुपरिणामों को दूर करने में होमियोपैथी की थूजा दवा ने बड़ी प्रसिद्धि प्राप्त की है। ये टीके साथ ही एन्टी-बायोटिक दवाएं कई रोगों में लाभकारी साबित हुई

हैं इसलिए इनके कुछ कुपरिणाम होते हुए भी इनकी सर्वथा अवहेलना नहीं की जा सकती ।

**प्रश्न** 4—घरेलू चिकित्सा के लिए कौन-कौन-सी दवाएं किस मात्रा व पोटेन्सी में रखी जावें और किस प्रकार दी जावें ? इनको रखने के लिए होमियोपैथिक बक्स आते हैं उनमें से कौन-सा कितनी दवाओं का खरीदना चाहिए ?

उत्तर—इस सम्बन्ध में निवेदन है कि 12-24-48-104-200 दवाओं के लकड़ी के बक्स आते हैं और दूसरे चमड़े या रेक्सीन के भी आते हैं । घरेलू काम के लिए 100 या 104 शीशियां जिसमें आ जाएं ऐसा खाली बक्स खरीद लेना चाहिए और उसमें लगभग 25 दवाएं जिनके नाम व पोंटेन्सी हम आगे दे रहे हैं वे ले लेनी चाहिए । इसके बाद जब भी आपको किसी दवा की जरूरत हो वह खरीद लें । आम तौर से बक्स एक ड्राम की शीशियों के आते हैं वही लेने चाहिए और एक-एक ड्राम दवाएं तरल ले लेनी चाहिए । कोई दवा जैसा आगे लिखी नीचे व ऊंचे दोनों क्रमों में ले लें । निम्न दवाएं ठीक रहेंगी—

एकोनाइट 3X/30
Aconite 3X/30
आर्सेनिक 30X/200
Arsenic 30/200
आर्निका 30
Arnica 30
एपिस 30
Apic 30
चायना 6
China 6
कार्बोवेज 6
Carboveg 6
जैल्सीमियम 6
Gelsemium 6
इपिकाक 6
Ipecac 6

एण्टिमटार्ट 6
Antimtart 6
बेलाडोना 3X/30
Belladona 3X/30
ब्रायोनिया 30
Bryonia 30
कैलकेरिया कार्ब 30
Calc. Carb 30
कैमोमिला 6
Chamomilla 6
डल्कामारा 6
Dulcamara 6
हीपर सल्फ 6/200
Hepar S. 6/200
लाइकोपोडियम 30/200
Lycopodium 30/200

लैकेसिस 30
Lachesis 30
मर्कसोल 6/200
Merc. Sol. 6/200
फासफोरस 30
Phos. 30
रसटाक्स 30
Rustox 30
साइलीशिया 30/200
Silicia 30/200

नक्सवोमिका 30/200
Nux V. 30/200
नेट्रम म्योर 30/200
Nat. Mur. 30/200
पल्साटीला 30
Pulsatilla 30
सल्फर 30/200
Sulphur 30/200

इन दवाओं के अतिरिक्त एक आउन्स कैलेण्डूला, आर्निका और कैम्फर मूलअरिष्ट भी रखें। इनको इन दवाओं से अलग रखेंगे। दवा कैसे दी जाए यह इस पुस्तक के शुरू में ही 'दवा की मात्रा' प्रकरण में दिया गया है। यदि पानी में दवा देने की सुविधा न हो तो शूगर आफ मिल्क में बूंद डालकर दे सकते हैं। या गोलियां बनाकर रख लें और छोटी गोलियां हों तो बच्चों को 2 और बड़ों को 4 दें। गोलियां बनाने की तरकीब भी उपर्युक्त प्रकरण में दी गई हैं। दो-चार आउन्स शूगर आफ मिल्क और इतनी ही गोलियां भी खरीदकर रख लें। कुछ खाली एक ड्राम की शीशियां कार्क सहित भी खरीद लें। इन्हीं में गोलियां बनाकर अपने बक्स में रख लें। दो-चार विचूर्ण या टिकियां निम्न दवाओं की भी खरीदकर रख लें।

फैरमफास 6X, कालीम्योर 6X, मैग्नीशिया फास 6X, कैलकेरिया फास 6X, ये सब एक-एक आउन्स लेकर रख लें। फिर जब जिस दवा की जरूरत पड़े मगवा लें तो आपका घरेलू दवाओं का बक्स थोड़े दिनों में आपके मतलब का बन जावेगा। दवाओं और बक्सों को धूप, धुआं, खुशबू, बदबू व सील से पृथक् रखें।

□□□